JN042025

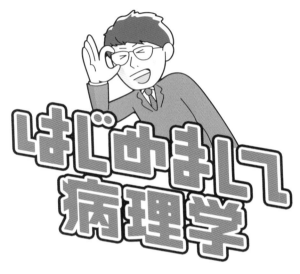

はじめまして病理学

市原 真

照林社

はじめに

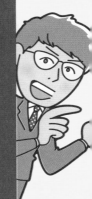

はじめに

　マンガやドラマなどで、初対面の相手と意気投合した主人公が、
「初めて会った気がしない！　ずっと前から知り合いだった気が
する！」
などと喜ぶシーンがあります。

　このような出会いを、実際に経験したことがある方もいらっしゃ
るかもしれません。

　私たちが人生で通り過ぎてきた「ストーリー」や「エピソード」、
便利に使ってきた「言葉」が、たまたま相手と共通していると、す
ごく話がかみ合います。馬が合う、と言ってもいいでしょう。会話
はとてもスムーズに進み、すぐにお互いの考えをシェアすることが
できます。じっくりと深い話も進められるでしょう。

　このことは、何も人間関係にだけあてはまるわけではありません。
　新しい教科書を開き、概念を学ぼうとするとき、その学問と「話
がかみ合う」なら、しめたものです。
　内容がスッと頭に入ってくる。
　「初対面」のはずなのに、イメージがわきやすい。
　言葉がストンと理解できる。
　どれだけ高度な学問の話をされても、ついていけるような気にな
る。
　これ、理想ですよね。
　どうやったら、学問と仲良くなれるでしょう。例えば、**病理学と
いう学問と意気投合する**にはどうしたらよいのでしょうか。

　病理学は、とても情報が多いです。「病(やまい)の理(ことわり)」
という字面の通り、病気のメカニズムについて考える学問です。世

の中に病気は無数にあり、メカニズムもまた膨大に存在します。

　病理学を単なる暗記科目と考えると、知らなければいけない「言葉」が多すぎて、死にます。これは比喩で言っているのではなく、実際に脳細胞とか胃腸の細胞とかが物理的に死にます。きっと心も死にます。

　死なないためには工夫が必要です。あの偉い先生もあの大学教授も、みんな病理学を丸暗記して身につけてきたわけではありません。コツがあるのです。

「言葉」の裏にある、「背景」を理解する

　これが極意です。病理学と意気投合するためには、「背景」、すなわち**ストーリーやエピソードを理解してから学ぶ**のがコツです。歴史を勉強するときに、マンガや小説などで先に展開を知っておくと、難しい人名や出来事がスッと覚えられるようになるのと一緒です。

　私はこの本で、病理学の言葉を理解するためのストーリー、エピソードを紹介しようと考えています。

　みなさんが、まずは病理学と仲良くなって、病理学の「背景」を理解し、いずれ病の理を表す「言葉」を勉強できるようになるために。

　あなたは、誰ですか。どんな人ですか。

　勉強が好きですか。得意ですか。

　がんばらなければいけないとわかっているけれど、難しくて心が折れそうだったりしませんか。

　好きとか嫌いとか関係なく、ひたすら努力するしかないのだ、と、ストイックに悟っている人ですか。

　国家試験に受かるためにひたすら知識を詰め込んでいる人ですか。

　試験が終わったら教科書を全部破って川に捨ててやろうとたくらんでいる人ですか。

　すでに医療の現場で働いているけれど、病理学については、あまりきちんと学んだ記憶がない人ですか。

毎日医療を実践していて、さらに深く病の理を知り、明日からの臨床に活かしたい人ですか。

　どんな方がこの本を手に取られてもいいように、私はこの本で、言葉を慎重に選びます。勉強が嫌いな人でも、ラクに読めるように。かつ、勉強が大好きな人が退屈しないように。

　私は病理医の市原といいます。これからみなさんと病理学とが意気投合できるよう間をとりもつ、仲人みたいな存在です。なあに、悪いようにはしません。一通りお膳立てをしたら、あとは若い者同士で。病理学はああ見えて、懐の広い奴です。きっと気に入ってくれると思いますよ。

Contents

第9章 がんを知り、人を思う

本書で紹介しているアセスメント方法などは、著者が臨床例をもとに展開しています。実践により得られた方法を普遍化すべく努力しておりますが、万一本書の記載内容によって不測の事故等が起こった場合、著者、出版社はその責を負いかねますことをご了承ください。

［装丁・本文デザイン］山崎平太（ビーワークス）
［　Ｄ　Ｔ　Ｐ　］すずきひろし
［　イ　ラ　ス　ト　］熊野友紀子、今崎和広

はじめまして
病理学

第1章

ホメオスタ
ってる?

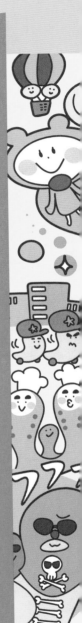

1

病理学の扉が開く

　じゃあ病理学の授業を始めます。起立。礼。着席。ガタン。

　おや、どうしました？

　勢いよく立ち上がったときに、机の天板にふとももをぶつけてしまった。

　あらまあ。それは痛いですね。

　痛いところはどうなっていますか？

　赤くなりましたか。腫れたかな？　少し熱をもっているようですね。

　だいぶ強くぶつけたんですねえ。

　ぶつけた場所は関節ではないようですね。ひざを動かしても痛みはないですか？　血も出てない。まあ、打撲でしょう。ほっときゃ治りそうですね。

　安心して、話を先に進めましょうか。

　今のエピソードで、ふとももをぶつけた人に対して考えたことは、だいたいこんな感じです。

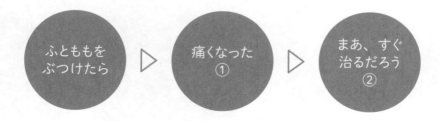

ふとももを
ぶつけたら　▷　痛くなった
①　▷　まあ、すぐ
治るだろう
②

　こんなことは医療者でなくてもしょっちゅう考えています。でも、次のように書くと、なんだか「医療」っぽくみえてきませんか。

　今、私は原因と症状と将来とをなにげなく「▷」でつなぎましたが、この「▷」にはけっこう深い意味があります。みなさんは、以下の疑問に答えられるでしょうか。

①ふとももをぶつけたら、なぜ痛みが出るのだろう？
②「この程度の痛み」がすぐに治るのは、なぜだろう？

　「▷」にはそれぞれ、メカニズムが隠れています。この**メカニズム**を知る学問が病理学です。
　「ふとももをぶつけて、痛かったけど放っておこう」が病理学だって言われても、あまり真剣味がありませんね。ですから、今度はもう少し病気っぽい例を挙げてみましょう。

> 今は夕方です。4 時くらい。晩ご飯まではまだ時間があります。
> あなたは 17 歳の高校生です。
> 先ほどから"キリッ、キリッ"とおなかが痛みます。

　まずはここまで。
　以上の情報から、あなたは「病気だ……」と感じますか？
　いやあ、感じないでしょうね。ちょっとしたおなかの痛みなんてものは、17 年も生きていれば、たまに経験しますからね。
　放っておけば治るだろう、すぐ忘れてしまうに違いない。
　そう考えるのが普通です。病気っぽさはあまり感じません。以前に大きな病気を経験していれば、話はまた別でしょうけれど。

たいていの人は、この段階では様子をみます。しばらくは何もしないでしょう。

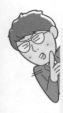

　　そのまま夜になりました。おなかは時折、痛くなったり、そうでもなくなったりを繰り返しています。

　　晩ご飯の時間です。別に食欲がないわけではありません。痛みがまったくなくなったわけではないんですけれど、普通におなかが減ってもいます。ですからご飯を食べました。普通に食べられました。よかったです。

　　けれども、やっぱり、時折おなかがキリッ、キリッと痛みます……。

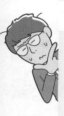

　　同じことが何日か続きました。するとあなたはだんだん不安になってきます。1日、2日くらいならよくあることだろうけれど、かれこれもう1週間くらい、毎日おなかが痛いなあ。
　　なぜだろう。何が原因なんだろう。

　そろそろあなたは心配になってきます。
　「これは……何か、病気ではないか？」
　時間経過とともに、悩みが少し現実的になってきます。
　机にふとももをぶつけてケガをしたときは、話がとてもシンプルでした。

● 原因————→ぶつけた
● 症状————→ふとももが痛い(痛いだけじゃなくて赤くなったり、
　　　　　　　　　腫れたり熱をもったりしている)
● 将来の予測→どうせすぐ治るだろう
● 対処————→放っておこう

とあっさり結論できました。病気じゃないし、たいしたことない
なあ、なんてね。
　けれども、今回の腹痛は、どうですか？

● 原因─────→わからない
● 症状─────→おなかが痛い。おなかの中の何が痛んでいるかはわ
　　　　　　　からない
● 将来の予測→いつ治るんだろう？　わからない

　冒頭の打撲とはだいぶ違います。いろいろわからない。わからな
いから不安になります。わからなければ……。

● 対処─────→放っておいてよいのだろうか？　わからない

　そう、**対処のしかたもわかりません。**
　初日は、「どうせ治るだろう」とたかをくくって放っておきまし
たが、数日痛みが続くことで、「もしかしたら、放っておいては治
らないのかも……？」と不安になりました。現在の痛みがこれから
どうなるのか。消えるのか、それとも強くなるのか。**未来がわから
ない**とき、人々は怯え、恐れ、不安になります。
　1週間以上にわたって、強くはないがしつこい腹痛が、ときどき、
キリッ、キリッとやってくる。
　もしかしたら病気かもしれない。けれども、わからない。

　このようなとき、私たちは病院に行きます。痛くて困っていると
いう現在の不安（わからなさ）と、このあとどうしたらよくなるのか、
悪い病気だったらどうしようという未来の不安（わからなさ）の両方
を抱えて。

　病院で医療者は、ていねいな聞き取りと診察により、原因や症状
を突き止めます。そして、「▷」のメカニズムに思いをはせながら、

将来像を予測するのです。

　さあ……病理学の扉が少し開いてきました。

　詳しいメカニズムを勉強するのは第2章以降のお楽しみです。
まずは、
「そもそも病気とはなんなの？　健康とはなんなの？」
という話をします。

病気とは何なの？

病気とは、
「こないだまでの自分がうまく保てなくなること」
です。

昨日は元気に食べて、元気に活動していたのに、今日はなんだかおなかが痛くて、ご飯が食べられない。
数日前から咳が止まらない。ゲホゲホと繰り返してノドが痛い。疲れた。
交通事故がきっかけで足を折ってしまった。歩けない。体を動かすだけで痛い。

これらが病気です。

病気とは何かがわかったら、今度は「健康」を定義しましょう。健康のほうが理解しやすいかもしれません。

健康とは、
「こないだまでの自分をうまく保ち続けていられること」
です。

これが健康、もっといえば、生命の正体です。
上の定義は、多くの病理学の教科書に書いてあります。とはいっても、表現はちょっと違いますけれどね。病理学の教科書に「こないだまでの自分」なんていう J-POP 風のワードは出てきません。代わりに出てくるのは専門用語です。

ホメオスタシス。

　ちょっとした呪文のような響きです。病理を学ぶ学生さんにとって、必ず習うにもかかわらず、いまいちピンとこない概念でもあります。でも、病理を教えるほうの学者たちはこの言葉が大好きで、しょっちゅう使いますから、知っておいて損はありません。日本語訳すると恒常性の維持といいますが、このような言葉の難しさこそが、「病理学総論が難しい」と言われる理由だと思います。そういうとこだぞ。

　覚えておくと便利な言葉であることは間違いありません。あなたがいずれ、病理学の講義で「ホメオスタシス」という言葉を聞いたら、ぜひドヤ顔をして、こうつぶやきましょう。

　「知ってるぞ……ホメオスタシス。こないだまでの自分でい続けられる幸せのことだろう。WANIMA が歌ってそうなやつ」

　さらにここまで覚えてください。

「ホメオスタっていれば健康。ホメオスタれないのが病気だ」

　病理学とは結局、この「ホメオスタってない状態」を考える学問です。「こないだまでの自分でいられなくなった理由(わけ)」を歌えば……じゃなかった、考えれば、それが病理学です。

人体とは都市である

　ホメオスタシス（健康）とか、ホメオスタシスが崩れた状態（病気）を考えるうえで、例え話が役に立ちます。生命科学には難しい言葉や概念がいっぱい出てきますから、ありのままを語ると少々難しいんです。

　では、人体を何に例えるのがよいか。

　私はよく、人間の体を「都市」に例えます。**都市は考えれば考えるほど「巨大な生命そのもの」です**。すごく似ているんですよ。びっくりします。実際に似ている点を列挙してみましょう。

1. 都市も人体も多くのものが住む

　都市には多くの人が住んでいます。私の住む札幌市には190万人以上の人が暮らしているそうです。

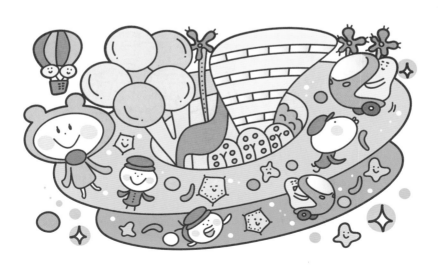

一方、人体にも多くの細胞が住んでいます。ブルゾンちえみさんによれば細胞は60兆くらい、マンガ『はたらく細胞』によれば細胞は37兆くらいだそうです(諸説ある)。

2. 都市も人体も多くの人がさまざまな仕事をする

　都市では多くの人がさまざまな仕事をしています。電気や水道などのインフラが日々生活に必要な電気や水を運び、ゴミや下水が日々きちんと回収されます。通信ネットワークが張り巡らされ、人々は情報を手に入れます。食材を加工して売るスーパーがあり、工場があり、物資を運ぶトラックが行き来し、業者が道路のメンテナンスをしています。警察や消防、病院だって忘れてはいけません。

　一方、人体に住んでいる細胞もまた、多くの仕事をしています。血管が酸素や栄養を運び、また同時に老廃物を回収しています。張り巡らされた神経やホルモンによって、脳や臓器同士が連絡をとり合います。体外から摂取した栄養は肝臓で加工されたり、貯蔵されたりしますし、各臓器で作られた分泌物が管を通ってあちこちに分泌されます。細胞が抜け落ちたり、障害を受けたりすると、それを

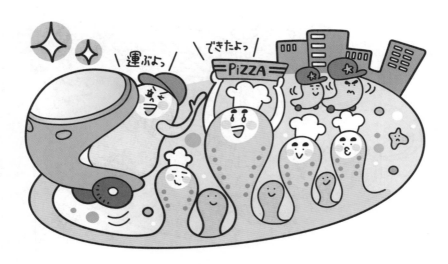

直すシステムがあります。「免疫」という警察システムまで存在します。

3. 都市も人体も常に移り変わる

　都市は常に移り変わっています。人々は都市の中で生まれ、働き、後を託して死んでいきます。ある建物がずっと同じ形で残っていても、そこで働く人は少しずつ入れ替わっていきます。

　人体内の細胞もまた次々と生まれては死んでいきますが、そのサイクルは都市よりももっとはっきりしていて、少しざんこくです。多くの「刺激」を受ける場所では、多くの細胞が生まれて死んでいきます(例：消化管の粘膜や皮膚の表皮など)。逆に、あまり「刺激」を受けない場所では、細胞の生まれ変わりのスピードはかなり遅く抑えられています(例：消化管の平滑筋や脂肪細胞など)。

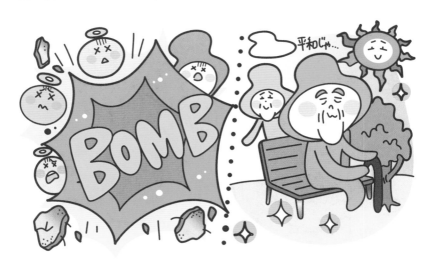

　都市には時折、敵がやってきます。都市の外からやってきた犯罪者たちが、家を焼いたり、工場を破壊することがあるのです。虫の大群が襲ってくることも、クマやオオカミなどの野生生物が街を襲うこともあります。これらは、規模が小さいときには警察などによって取り締まられます。軍隊のような敵がやってくると総力戦となり、こちらも軍隊を出動させ、街は疲弊します。敵を倒すために投下した爆弾が、自分たちの都市を破壊してしまうこともあります。

　人体もこれとまったく同じことが起こり得ます。細菌やウイルスといった外敵が常に侵入をくわだてており、ひとたび人体の中に入って暴れ始めると体内の免疫がそれらを迎え撃ち、「炎症」という名の戦いが起こります。ときに外敵が多すぎるとき、免疫は人体にも悪影響を及ぼしてしまいます。

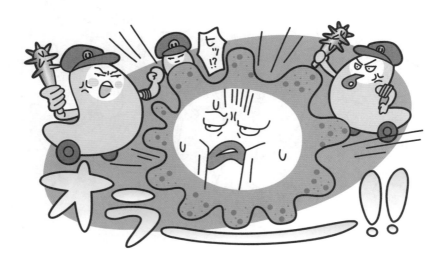

5. 都市にも人体にも傷を癒すしくみがある

　台風や洪水といった自然現象も都市を破壊します。災害が引いた後で、がれきを取り除き、穴を埋め、きちんと整地をしながら建物を新しく建て直すことで復興をはかります。

　人体においても損傷した臓器や細胞を修復するシステムが存在します。「創傷治癒」と呼ばれるこのシステムは非常に複雑ですが、やっていることは災害後の復興工事と大差ありません。

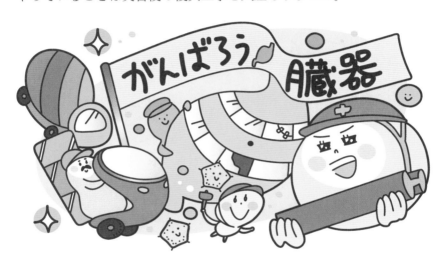

6. 都市にも人体にも悪人が生まれる

　都市の中で生まれて育つ人の中に、しばしば悪人が混じります。普通の善良な人々と同じように暮らしているようにみえて、じつは悪の心を育んでいる、チンピラみたいな存在がそこかしこに潜んでいるのです。チンピラは基本的に街によって矯正され、あるいは排除されていきますが、ときにヤクザとなり、マフィアとなって、都市を内部から破壊する「内なる敵」として跋扈することがあります。

　人体にもまさにこれと同じことが起こります。それを人は「がん」といいます。

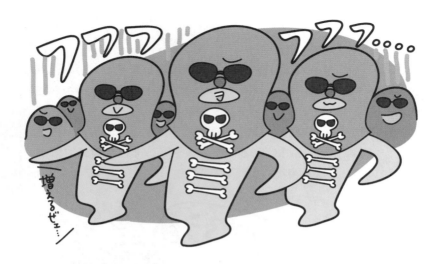

ね。都市と人体ってすごく似ているでしょう。

　似ているのも当たり前です。都市というのは、人が1人で生きていくのはつらいから、みんなで仕事を分担して、敵と戦うときも協力して、同じ市民同士まとまってやっていこうと思って作り上げたユニットです。

　そして、人体は、細胞が1個で生きていくのはつらいから（単細胞生物）、みんなで仕事を分担して（多細胞生物となって）、敵と戦うときも協力して（防御・免疫機構を備えて）、同じ（遺伝子を有する）細胞同士、まとまってやっていこうと思って作り上げたユニットです。

　構造がそっくりなんです。まるで同じなのです。

平和な街を維持するために

　都市や人体がホメオスタシスを保つためには、コツというか、カギがあります。まず、

　動き続けているシステムをそのまま動かし続けること、サイクルを回し続けること。

　これが重要。
　都市も、人体も、**流れを止めてしまうとホメオスタシスは保てません。**
　例えば、電気や水道、物流が途絶えては、都市は存続できません。人体においても、血流はもちろんのこと、口から肛門までの食べ物の流れや腎臓から尿道までの尿の流れ、膵液や胆汁に至るまで、**流れを止めてしまうと一気に病気になります。**

　ほかにもカギがあります。物流がきちんと保たれている都市であっても、時折やってくる敵に対処しないと平和は訪れません。

　味方だけを受け入れ、敵だけを的確に排除すること。

　これもとても大切です。
　敵と味方をきちんと区別してほどよく対処する。 なかなか難しいですよ。
　例えば、ステルス戦闘機でこっそり侵入してくる敵を見逃したら大変です。逆に、自国の市民を敵だと思って攻撃しても大問題です。テロリストを倒すために大きすぎる爆弾を投下したら、街ごと大ダメージを負ってしまいます。

人体においても、免疫をすり抜けて人体に侵入する細菌やウイルスはときに重大な病気を引き起こします。また、自分の細胞を免疫が攻撃したら自己免疫疾患です。

　まだほかにも、重要なカギがあります。

　構成員たちが適材適所に生まれて死んで、新陳代謝を続けていること。

　都市にあるステキなお店で働く店員さんが、100年も200年も死なずに生きて働いていたらびっくりしてしまうでしょう。そりゃ、なじみの店員さんとずっとお付き合いできることはうれしいですけれども、私たちには寿命というものがあります。都市が何百年も平和な姿を保つためには、年をとった人々がきちんと定年を迎えて引退し、若い跡取りが後を継ぐ必要があります。
　人体においても、細胞の入れ替わりは重要です。細胞がいつまでも生き続けているならば、その細胞はだんだん悪い奴に変わっていると考えなければいけません。都市に住む人間が年をとってから悪人に変わるというのはそう多くないと思いますが、人体に住む細胞は違います。**老いているはずなのに元気な細胞というのは、じつはがんかもしれません。**

　都市を例に挙げながら、人体がホメオスタシス……こないだまでの自分をうまく保ち続けること……を達成するためのヒントを考えてきました。ここでいったんまとめましょう。病気(ホメオスタシスが保てなくなること)には、以下のような種類があります。

- **流れがおかしくなるパターン**
- **敵味方の区別に失敗したり、敵の排除にてこずるパターン**
- **適材適所の新陳代謝がうまくいかなくなるパターン**

病理学というのは、まさにこれらのパターンを、全身それぞれの臓器ごとに細かく見ていく学問です。あなたはこの本を読み進めていくうち、病気のことを考えるために都市の姿を思い浮かべ、軍隊や爆弾を思い描き、チンピラやマフィアを憎みながら、頭の中で平和な都市を取り戻すための方法を考えるようになっていくことでしょう。

はじめまして
病理学

第 2 章

壁から中が
俺たちの陣地

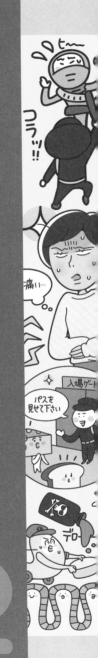

2

便秘で腹痛?
それって大げさじゃないの?

「病気」といえば、みなさんは何を思い浮かべますか。

例えば、この本を読んでいただいている季節が冬ですと、インフルエンザを連想する人が多いかもしれません。熱が出て顔が赤くなって体がだるくなる一連の体調不良は、いかにも「病気」という感じがします。

喘息を連想した人もいらっしゃるでしょうね。

がんを思い浮かべた人も。

高血圧とか、糖尿病のことが気になった人もいるかも。

心筋梗塞。脳卒中。

病気って本当にいっぱいあります。何を思い浮かべるかは人によりけり。

ここでは数ある病気のなかから、「腹痛」を選んで話を進めることにします。

大原則として、人間は「**そんなに簡単にあちこち痛くならないようにできています**」。第1章でホメオスタシスという言葉をお話ししましたが、日ごろ私たちの体は「そう簡単に痛くもかゆくもならない」というホメオスタシスを達成しているのです。

「こないだまでと同じように、今日も明日も、痛くもかゆくもない状態が続く」

このホメオスタってる状態が崩れ、「痛くなる」というのはそもそも、どういうことでしょう。

痛みというのは、体の異常を知らせるサインです。「アラーム」という言葉がしっくりきます。アラームが鳴るときには原因があり、アラームが鳴ることで人々は異常に気づけます。緊急地震速報のア

ラームや目覚まし時計のビープ音は、多少不快感を覚えるくらいの音色に設定されていますが、これは、アラームを聞いた人間が「こりゃまずい！」と対処を急いでくれなければ困るからです。人体に備えられた各種のセンサーから鳴り響くアラームは、人間に「このままではまずい！」と知らせるための警告であり、人々に「痛み」という不快を感じさせます。「痛み」については、前著『症状を知り、病気を探る』(照林社)もぜひご覧ください。痛みからどんな病気を考えるかについてはそちらに詳しいです。

　腹痛もまた、人間に「このままだとまずいよ」と異常を伝えるアラームです。では、おなかの中にどんな異常があるとアラームが鳴るのでしょう。「腹痛の原因として一番ありふれているもの」は何でしょうか。ちょっと考えてみてください。

　いわゆるモウチョウ？
　胆石症？
　食あたり？

　どれもよく聞く病態です。ただ、これらよりもはるかに頻度が高い腹痛の原因があります。
　それは、「便秘」。
　あぁー、と納得される方も多いことでしょう。ありふれていますからね。「便秘と名前をつけるほどではないけれど、便がたまっているときにおなかが痛んだことはあるよ」という人はかなり多いのではないかと思います。
　しかし、便秘程度でアラームが鳴るというのは、考えてみれば不思議です。便秘ってそんなに、体にとってヤバイことなのでしょうか？

　便秘は、大腸に便がたまって、内容物の動きが滞ってしまう状態です。そのまま放っておくと、食べ物が通過できずにどんどん腸の

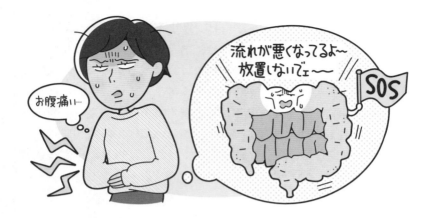

中にたまってしまい、最後には穴があいてしまいます。この、穴が
あくだいぶ前に、腸が少し張ったくらいのタイミングで、おなかが
キリッと痛くなるようにできています。

　便秘のときにおなかが痛くなるのは、**「流れが悪くなって、腸が
張ってるよ！」**というサイン。**「腸に穴があいたら困るでしょ！　こ
のまま放っておいたらだめだよ」**というアラームです。

　「えっ、じゃあ、便秘でおなかが痛いときって、ほっとくと腸に
穴があいちゃうの？」

　いえ、穴があくのは、便秘で腹痛が出始めてからだいぶ後のこと
です。便秘の状態が何日も、場合によっては何週間も持続し、痛み
が続いてもかまわずに放置していると、「まれに」穴があくことが
ある、くらいです。めったなことではあきません。よっぽど体が弱
っているとか、高齢者であるとか、別の病気をもっているなどの理
由がない限り、単純な便秘だけで腸に穴があくことはそうそうあり
ません。

　アラームというのはとにかく早めに鳴るのです。まだあまり生体
にダメージが及んでいないような、初期の段階で、注意喚起をする
のが一番安全ですからね。緊急地震速報のアラームだって、地震の
揺れが来る前に鳴るから意味があります。大きく揺れてからアラー

ムが鳴っても意味がありません。

　逆にいうと、「腸に穴があく」というのは、すごく早めにアラームを鳴らして注意喚起し、絶対に防がなければいけないくらいの大事件だ、ということになります。

　「心臓が破裂するとか、肺が爆発するとか、大動脈が爆散するとかなら大事件だってわかるけど……腸に穴があくってそんなに大変なことなの？」

　ええ、大変なことです！　腸に穴があくというのは、人体を揺るがす大事件。文字どおり、**命にかかわる**のです。
　では、なぜ、腸に穴があくと命にかかわるのか？　便秘くらいでおなかが痛みアラームを発動するのはなぜか？　そこまでして、腸に穴があくことを防がなければいけないのだろうか？　ここをもっとじっくり考えていきましょう。

人体が自分とそれ以外を
分け隔てるしくみ

　いつのまにかみなさんは、**病理学の入口をはるかに通り過ぎて、ど真ん中に入り込みました。**

　便秘でおなかが痛くなることを掘り下げていくと、病理学の中枢にたどり着くのです。ここから始まる長いストーリーを読み終えたとき、あなたは、「なぜ腸に穴があいたら大事件なのか」がわかり、「だから便秘くらいでも、あれくらい痛みを出して警告するんだな」ということがわかるようになります。

　とても大事なことを言います。生命は、**自分とそれ以外を厳密に分け隔てることで、はじめて生命として存続**できます。第1章でお話しした「例の言葉」を使ってもう一度書きますと、

　ホメオスタシスを保つためには、自分とそれ以外を厳密に分け隔てなければいけない

のです。

　自分とそれ以外を厳密に分け隔てるとは、簡単にいえば、**敵を追い出し、味方だけを陣地の中に入れる**ということ。都市の外側に高くて強い壁をきちんと設けておけば、敵を効率的に閉め出せます。昔の中国なんてまさにそうでした。

　都市の平和には壁が有効。

　壁さえあれば、水をぶっかけられても大丈夫。

　多少の火であぶられても大丈夫。

　野生動物が襲いかかってきても跳ね返せます。

　壁って役に立つんですよ。

都市にとっての壁は、人間ですと「皮膚」にあたります。皮膚こそは、体の一番外側を覆う壁。水も漏らしません。あなたがお風呂に入ったとき、皮膚がスッカスカだったら、体の中にどんどん水が入ってきてしまうでしょうが、そうはなりません（多少ふやけるくらいです）。ちょっとくらいライターの火がかすっても「あちっ！」で済みますし（いやですけど）、細菌とかウイルスなども跳ね返してしまいます（普段気づきませんけど）。

　都市も生命も、壁によって「自分の陣地」をしっかり守れて安心できるわけですが、**あまりに完璧すぎる壁を作ってしまうと、今度は中にいる人々が飢え死にします**。敵はともかく、物資も入ってこられなくなってしまいますからね。

　ではどうしたらいいでしょう。

　壁のところどころに穴をあけて、外界との連絡口を作ればよいのです。

　壁と穴の話を詳しくイメージしていただくために、都市よりも一回り小さな例え話をします。ここからは人体をドームに例えます。

　とても精密なイラストをご用意しました。

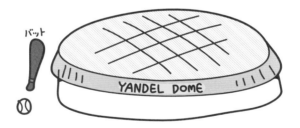

　すごい！　本物みたい！　ただし、まだ完全ではありません。

　ドームでは野球が開催されます。お客さんとか店員さんが出入りします。でも、この絵には入り口がありません。チケットを買ったお客さんが中に入れませんし、スタッフパスを持っている職員も出勤できません。野球選手だって入れません。困りますね。

　ですから出入り口を作りましょう。

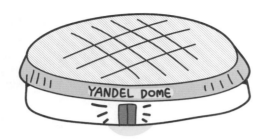

　1つだけ出入り口を作りました。大きなドームに入り口が1つだけだと、ちょっと少ないですね。これではとても観客は入場しきれません。入り口と出口が一緒なのもよくないです。かなりの混雑が予想されます。

　「入り口を広くすればいいのでは？」という考え方もあるでしょうが、そうするとチケットを持っていない人や犯罪者がスイスイ中に入ってきてしまいます。むしろ出入り口は狭くして、「警備員」を置いたり、「検問」を用意したりする必要があります。

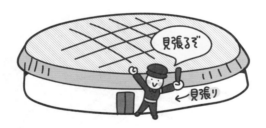

　これでは本当に大混雑してしまうでしょう。ですから、出入り口を増やしましょう。

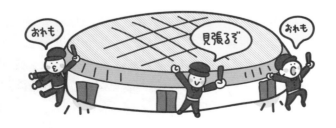

これで、とりあえず入出場には十分な量の穴があきました。ただし、入り口や出口がランダムだと、ドームの中での観客の動きや、ドームの外に並ぶ人々の移動などが、ぐっちゃぐちゃになりそうです。

　混雑を防ぐために、交通整理をしましょう。一番有効なのは、「人々の移動方向を決めてしまうこと」です。空港の搭乗待合室やUSJ、ディズニーランドなどを思い浮かべてください。入場口や退場口は一方通行です。入り口から出ることはできず、出口から入ることもできません。こうすることで、流れがスムーズになり、トラブルも減らせます。

　以上を解決するために、思い切った構造を考えます。ドームの内側に人の流れを制御する**通路**を作って、通路の中に出入り口を設けます。

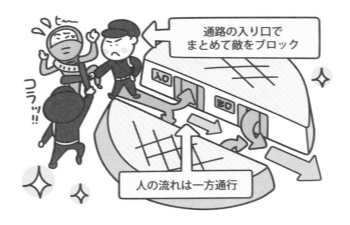

　通路の入り口の部分にしっかり警備員を置きます。こうすれば、ドームの中に入ろうとするワルモノ（チケットを持っていない人や、テロリスト）をまとめて防げて便利です。ドームの外側に並んでいた出入り口１つ１つに警備員を置くのに比べると、警備がシンプルで済みます(前の図と比べてみてください)。

　通路から「真のドーム内部」に入るためのゲートは、オレンジ色に塗られています。このゲートは「入場専用」です。お客さんは専

用のチケットをタッチします。職員ならばスタッフパスをタッチ。もし、警備員をすり抜けて通路に入ってきたワルモノがいても、ゲートをくぐってドームに入ることはできません。

　入り口を確保したので、出口も作りましょう。ドームの中から出てくる人々は、通路の後半部分に誘導します。出口専用ゲート（緑色）です。配置を工夫しましたので、通路内で人々の流れが常に一方通行に保たれています。混雑の心配がなくなります。

● **中と外をしっかり壁で分ける**
● **必要な味方だけを中に入れ、敵をシャットアウトする**
● **出入りの流れを一方通行にする**

　人体は、これとまったく同じことをしています。

　皮膚はすべてをシャットアウトします。物理的なダメージも、水分も、熱も、病原性のある微生物も。ただしシャットアウトする力が強すぎて、そのままだと栄養や酸素を取り込めません。ですから、「取り込み口」を作ります。同時に、体内の老廃物を外に出すための「出口」も作ります。これらの出入り口を、皮膚の表面にランダムに並べてしまうとたいへんなことになります。ちょっと想像してみてください。アメーバみたいな生物が、体中で何かを吸収したり、老廃物を捨てたりしているところを……。キモいですね。

　人間をはじめとする多くの多細胞生物は、ドームの外側に出入り口を並べず、中に大きな通路を通します。その代表が、口から入って、食道、胃、小腸、大腸、肛門と続く通路、すなわち消化管です。

　通路の壁には、場所に応じて出入り口を機能的に配置します。そうすれば、入退場における混乱は少なくなり、敵を防ぐことも容易になります。

　消化管のほかにも、空気の出入りする穴（気道）や、尿を排泄する穴（尿路）など、さまざまな穴があいています。これらはすべて「ド

ーム内に通された通路」に相当します。通路内に配置されたゲート
をくぐるまでは真の体内ではありません。入り組んではいますが、
通路を歩いているうちは「まだ外である」ということに注意してく
ださい。イラストで見てみると一目瞭然です。

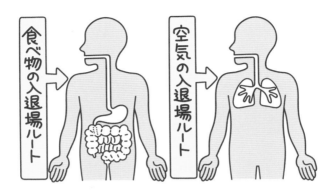

　白いところはすべて「外気を共有している」ということがおわか
りですね。

壁の種類と
消化管という通路のしくみ

消化管という通路のことをもう少し詳しく探ってみましょう。

最初、口の中に入ってきた食べ物は、皮がついていたり、小骨がついていたり、少し固かったりします。これをそのまま体内に取り込もうとすると、壁(粘膜)にダメージが加わります。壁が傷むと、敵の侵入を許すリスクが増えますから、壁はなるべく大切にしたい。物理的なダメージを避けたい。

そのためにまずは、食べ物をきちんと砕きます。壁にダメージを与えない程度に、細かくとろけさせます。これが咀嚼。噛んで、唾液を混ぜます。

その後、食べ物を胃に運んで、胃酸でより強力に溶かします。この胃酸は警備員の役割も果たしており、たいていの敵(病原性微生物)は胃で退治されます。

逆にいえば、胃に至るまでの間は、まだ食べ物自体がやわらかくなりきっておらず、食べ物の中に含まれる敵も多いです。そのため、通路の壁(粘膜)は「皮膚の延長」といえる細胞で覆って、しっかりと防御を固める必要があります。

皮膚は扁平上皮という細胞で作られており、レンガをみっちり積み重ねたような構造をしていて、強固な結合能力をもちます。このレンガ製の強い壁を、皮膚の延長で、口の中、咽頭、食道までずっと連続で敷き詰めておきます。こうすることで、食べ物が胃に達するまでの間、通路の壁が破壊されることを防いでいるのです。

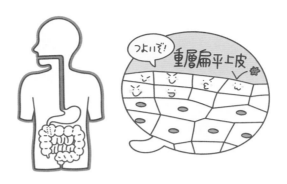

　赤線の部分は、防御力が強い、レンガ製の壁で覆われています。

　病理の専門用語を使うならば、「皮膚と同様に、口腔粘膜や咽頭粘膜、食道粘膜はいずれも重層扁平上皮によって被覆されている」となります。専門用語は頭の片隅に入れておいていただき、話を先に進めましょう。

　食道を通り過ぎた食べ物は、次に胃に入ります。胃では、胃酸や粘液が通路内に分泌されており、食べ物は通路内でこれらの液体に浸かります。液体成分は通路の壁から浸み出してきます。ここで、もし胃粘膜がレンガ製のままですと、胃酸や粘液を出すことができません。ですから、このへんで、「吹き出し口」のついた壁に切り替えます。

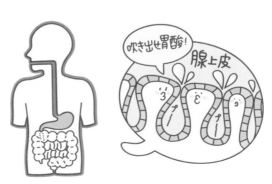

胃においては、胃酸や粘液を分泌する細胞が壁（粘膜）を作ります。物理的な防御力はレンガ（扁平上皮）ほど強くないですが、代わりに、試験管のような構造の中から胃酸や粘液が泉のように吹き出してきます。これらの吹き出しを担当する細胞を、腺上皮といいます。「にくづき（月）＋泉＝腺」ですから、そのものずばりのネーミングです。

　消化管は口から肛門までつながった「通路」ですが、場所によって、壁（粘膜）を構成する細胞の種類が違うのです。このことは病理学の「真髄」ですので、ぜひ覚えておいてください。消化管だけではなく、あらゆる臓器に適用できる話です。

　さあ、胃でとろとろに砕かれた食べ物は、十二指腸へと進み、長い「小腸ゾーン」を通過します。この間、さまざまな形で栄養の吸収が行われます。人体というドーム球場の内部に、栄養をどんどん入場させましょう。小腸では、粘膜は「入場ゲート」で満ちあふれます。

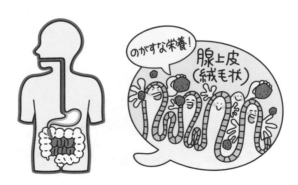

　小腸の粘膜も、「腺上皮」で構成されています。ただし、胃の腺上皮は泉のように液体を吹き出す「分泌」が主なはたらきでしたが、小腸では「吸収（入場）」がメインです。同じ腺上皮といっても、はたらきが異なることには注意が必要です（だから臓器の名前も変わるのです）。

入場はできるだけ効率よく、すみやかに行う必要があります。そのため、小腸の粘膜は胃に比べてより表面積が広くなっています。ゲートがたくさんあるほど吸収効率が上がりますからね。限られたスペースで表面積を増やすために、小腸の粘膜はビロンビロンのニョロニョロ構造をとります。「北欧の寒々しい谷に住む、カバみたいな妖精が主人公のアニメ」が昔ありましたが、それにニョロニョロした生き物が出てくるのをご存じですか？　形状としてはあれと同じです。病理学用語では「絨毛状」といいます。「**絨毛はムーミンのニョロニョロ**」と覚えましょう。

小腸ゾーンを通り過ぎて大腸に入ると、吸収する栄養の種類が変わります。タンパク質や炭水化物、脂質の吸収は小腸で一段落し、大腸では主に水分が吸収されます。

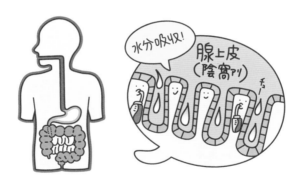

大腸においても粘膜を構成する細胞は腺上皮です。ただ、胃と違って胃酸は分泌しませんし、小腸と違って吸収する相手が水です。タンパク質や炭水化物、脂質などではない、さらさらの水を吸収するうえではあまり派手な構造は必要ありません。壁に細い穴をいっぱいあけて、水をそこから吸収すれば十分です。この穴ボコのことを陰窩といいます。「穴」っていえばいいのに、わざわざ難しい言葉を使いやがって。

こうして、消化管という通路を進むうちに、必要なものが次々とドーム内（＝人体の中）に取り込まれていきます。最後まで吸収されなかった食べ物のかす、さらには細胞の死骸（壁を作っている細胞はどんどん剥がれていきます）などが、便としてカタマリになり、排出されます。この道のりは一方通行です。

　通路がちょうど終わるあたりで、便は固形状になって硬度を増します。最後に肛門から排出されるとき、肛門の壁が「やわらかい腺上皮」ですと、便の硬さに耐えきれません。また、肛門はいつも開きっぱなしではだめで、便を出すとき以外は閉まっていることが望ましいです。開閉ができて、固い便に耐えられるだけの防御力が必要になります。このため、肛門部の粘膜は、「皮膚と同じ扁平上皮」でできています。最後にまたレンガ壁が出てきて外壁と連続するのです。

　イメージとして大切なのは、

結局、胃や腸というのは通路である

ということ。さらにいえば、

胃腸の中を通っている最中の食べ物は、人体にとっては「入場前の人」にすぎない

ということです。この２つは繰り返し強調しておきます。人体は味方の入場や敵の締め出しを、ものすごく厳密に取り締まっています。

「あくまで通路内は体外です。体内に入るにはパスを提示して、ゲートをくぐってください」

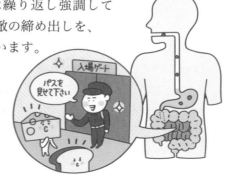

壁は手分けして変化して
人体を守っている

　さあ、本章の最初の疑問に戻りましょう。
「腸に穴があくってそんなに大変なこと？」

　はい、大変なことです。腸は単なるパイプじゃないんです。生命の中と外を分け隔てる大事な境界です。もしこの通路に穴があくと、敵も味方もなだれをうってドームの中に押し寄せてきます。野球やってる場合じゃありません。**消化管の壁に穴があくとマジでヤバい。**
　そもそも、体の中を貫通している通路に穴があくと、補修が大変です。もし皮膚であれば、穴があいたなと思ったら絆創膏を貼ることができますし、消毒だって自分でできますけれども、消化管ではそうはいきません。**人体がもともともっている補修機能に任せるしかないのです。**

　今、人体がもともともっている機能……と書きました。そう、人体も、ただむざむざとやられるわけではないのです。通路が壊れることは大事件ですから、「穴があかないように」、さらには「ちょっとぐらいの穴だったらなんとかできるように」、さまざまなシステムを用意しています。
　「便秘ですらおなかが痛くなる」という慎重なアラームシステムは、通路に穴をあけないための工夫の１つです。そして、ほかにもいっぱい工夫があります。

　ここまでをまとめましょう。
　人体は、壁によって守られていますが、ホメオスタシスを達成するためには、**外界とのやりとり**が必要です。栄養や酸素を取り入れたり、不要なものを廃棄したりしなければいけません。

そのためには壁にゲートを設ける必要があります。しかし、穴をあけると、外部からの敵を招くリスクにもなる。

　入場ゲートを広くすれば、一緒に毒を取り込んでしまうかも。

　退場ゲートのすきまから、微生物の侵入を許してしまうかも。

　これらを防ぐために、壁にあける穴はたいへん細かく調節されています。特に、**壁の表面にある「粘膜」**は、部位ごとに異なる細胞で構成されています。

　本章では粘膜を作る細胞のうち、「扁平上皮」と「胃の腺上皮」、「小腸の腺上皮」「大腸の腺上皮」をみてきました。お気づきでしょうが、共通点があります。粘膜を構成する細胞はいずれも「上皮細胞」でできています。壁の上っ面にあるから上皮細胞といいます。ただ、同じ上皮とはいっても、場所によって機能が違います。

　皮膚や口の中、食道の上っ面を守る扁平上皮は、レンガのような硬さで、ジグソーパズルのようにすきまなく、水も漏らさない「完全防御型」。

　一方、胃や腸の上っ面を守る腺上皮は、扁平上皮ほど防御力は強くないですが、部位によって胃酸を作ったり、粘液を作ったり、栄養を吸収したり、水分を取り込んだりと、さまざまなスキルを有する「サービス提供型」。

　粘膜上皮は、仕事に応じて**手分けして、変化しています**。このことを病理学用語で分化といいます。

　病理の用語が少しずつ増えてきましたが、思い浮かべていただきたいのはあくまで「ドームを貫通する通路」。病理を学ぶうえではイメージがとても大事です。ぶっちゃけ、細かい用語よりも頭の中に想像図を描き上げることのほうがよっぽど役に立ちます。

　あなたの頭の中に、通路に穴があくと大変だというイメージが完成しましたか？

　通路の表面がいろいろな上皮細胞によって覆われていることも想像できましたか？

たぶん、大丈夫ですね。

　東京ドームができたのは、1988年のことだそうです。
　お読みの方のなかには、まだ生まれていない方もいらっしゃるでしょう。私は当時10歳でした。通称「ビッグエッグ」。きらびやかで、技術の結晶で、夢のボールパークという言葉がぴったりでした。今でも東京ドームは大好きですが、さすがに建設されて30年以上が経過し、古くなってきましたね。2016年から2019年にかけて大規模改修工事が行われたそうです。
　どこが一番劣化したんでしょう。
　やはり、人通りの多い場所ほど、ボロボロになってきていたそうです。
　しょっちゅう開けたり閉めたりするドアの部分などは、だいぶ傷みました。
　一方、あまり人が通らないスタッフ用通路などは、それほど傷んでいないそうです。

　人通りの多いところは劣化します。
　これは、人体においてもまったく一緒です。

　人体を構成する細胞のうち、外界からの刺激に常にさらされる部分は粘膜です。すなわち、キズのつきやすい細胞といえば上皮細胞です。
　皮膚の重層扁平上皮は、常に外界からのさまざまな刺激によってぼろぼろになっています。消化管の粘膜（扁平上皮や腺上皮）も、毎日食べ物が接しますし、胃酸とか胆汁酸、膵液などにも晒され続けます。気管支の粘膜（扁平上皮や気道線毛上皮）も、膀胱の粘膜（尿路上皮）も同様です。
　粘膜の上皮細胞は、常に外界の刺激にさらされ、継続的にダメージを受けます。
　ですから、これらはきちんとメンテナンスされる必要があります。

では、細胞のメンテナンスはどのように行うのか？

　ドーム球場のゲートでチケットをチェックするスタッフは、おそらくアルバイトなのでしょう。毎年、若い大学生に入れ替わっていることも多いでしょう。もしかしたら、先輩が後輩にバイトを紹介しているのかもしれません。

　人体も一緒です。皮膚、食道、胃などは、いずれも長年同じ細胞で覆われているようにみえますが、実際には**常に若い細胞に入れ替わっています。**

　そう、細胞のメンテナンスとは、「入れ替わり」です。

　この新陳代謝を詳しく考えてみましょう。

　皮膚を覆う重層扁平上皮は、粘膜の下のほうで生まれ、だんだん表層にせり上がってきて、最後は角化という変化を起こして、細胞の抜け殻である角質になって剝がれ落ちます。美容用品の広告などでイラストを見たことがある人も多いでしょう。剝がれ落ちた角質はすなわち「あか」です。定期的にあかを落とすことで、皮膚の表面に付着した汚れや微生物、毒などが一緒に剝がれ落ちます。皮膚の表面を守る細胞は常に新しく、キズの少ないものに入れ替わることができます。

　角化を起こすのは皮膚の扁平上皮だけです。扁平上皮はほかに、口の中とか、食道の粘膜、耳の粘膜、咽頭や喉頭、腟などにも存在しますが、皮膚よりちょっとだけ体内に潜り込んだこれらの壁では角化は起こしません。でも、粘膜の下から細胞が生まれて、表面にたどり着いてしばらくすると死んで剝がれるというサイクルは一緒です。

　専門用語を使って書くと、「皮膚の扁平上皮は、分化の最終段階で角化を示す」となります。このあたりはかなり専門的なのですが、「分化」ってのは思った以上に複雑に制御されてるんだな、というくらいの印象をもっていただければ十分です。

細胞の新陳代謝は食道でも、胃でも、大腸でも起こっています。どの粘膜にある上皮も、原則的に生まれ変わりのサイクルが速く、どんどん入れ替わっていきます。

　なお、皮膚の細胞は最終的に角化して角質となり、剥がれ落ちて「あか」になるわけですが……。消化管の粘膜で死に、脱落した細胞はどうなるでしょうか？　先ほど少し書きましたね。そう、「大便」になります。実際、大便の 1/3 くらいは消化管粘膜から脱落した細胞の死骸だといわれています。

　ところで、消化管というのは、別に上皮細胞だけで構成されているわけではありません。パイプ状の構造は平滑筋という名前の筋肉によってしっかり取り囲まれて「蠕動運動」をします。中身を先に押し出すためです。ほかにも、壁の中には、細胞が生きていくために酸素や栄養を行き渡らせるための血管が縦横無尽に走っています。消化管のパイプは脂肪によって取り囲まれており、保温や衝撃吸収のはたらきをしているといわれています。

　どの細胞も上皮と同じように経年劣化をしますから、新陳代謝をしています。ただし、そのスピードは上皮細胞に比べると圧倒的に遅いです。最前線で外界の刺激に触れ続けている上皮細胞は頻繁に新しく入れ替えていかないといけませんが、上皮以外の細胞、すなわち筋肉、血管、脂肪、骨、神経などは、そんなに頻繁には生まれ変わりません。**非上皮細胞は入れ替わるサイクルが遅いのです。**そして、**上皮細胞は、入れ替わるサイクルがとても速い。**これはとても大きな意味をもちます。「がん」の章でもう一度触れます。

　粘膜における上皮細胞はくるくる入れ替わりながら、人体の最前線で**外界とのやりとり**を続けます。慎重に防御を固めて、ローテーションで常に新しいバイトを投入しています。

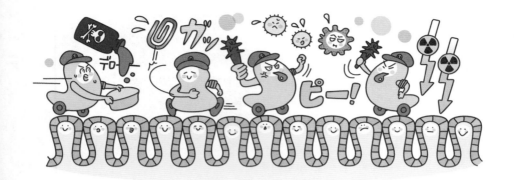

　外界とのやりとりは危険に満ちあふれているため、バイトシフトを万全にしていても、時折アクシデントが起こります。

　例えば、**異物を飲んでしまった場合**。コインとか、クリップとか。あんまり想像したくないですけれど。金属による**物理的なダメージ**は、扁平上皮の防御力や、胃酸の防御力程度では、正直、歯が立ちません。粘膜の上皮細胞が「ぼろっ」と削れてしまうことがあります。

　次に、**細菌やウイルス**などの微生物（ウイルスが生物かという話はもめるのですが、ここでは生物にしておきます）は、空気中や食べ物の中におびただしい数あふれており、その一部は人体に悪影響を及ぼします（あくまで一部です）。上皮の壁を破壊したり、壁の横をすり抜けて内部に侵入したり、壁そのものにとりついたり……。細菌自体が細胞にダメージを与えずとも、細菌が作り出した毒素が人体に害を及ぼすこともあります。

　そして忘れてはいけないのが**血流の異常**。人体における壁は各種の細胞によって構成されていますが、細胞はレンガやコンクリートと違って生きていますから、栄養や酸素を必要とします。栄養や酸素を運んでくるのは血液です。血流が途絶えると、細胞たちはダメージを受けます。それも、同じ血管で栄養される細胞たちがいっせいにダウンしますので、壁のダメージがいっせいに、広範囲に（医

学用語でいうと「血管の支配領域に沿って」)生じます。

　間違って劇薬を飲んでしまう、といった、**ケミカルな傷害**も覚えておきましょう。よかれと思って照射した**放射線治療**によって腸管粘膜がダメージを受けることもあります。

　ラスボス的にもう１つ申し上げるならば。

　頻繁にバイト募集して入れ替わり続ける上皮細胞の中にまぎれて、いつしかむくむくと育ったチンピラがヤクザとなり、マフィアとなって、内部から人体を攻撃し始める状態……。これが「**がん**」です。

　以上はすべて、**生命がホメオスタシスを保てなくなる理由**になります。

　ホメオスタってない状態。つまり病気です。

　「便秘による腹痛」からはじまって、話はいつのまにか、人体を守る壁と、外界との上手なやりとりの仕方に。

　そして、これらによってホメオスタってる状態が打ち破られた、病気の話に。

　少しずつ迫ります。

はじめまして
病理学

第 3 章

循環と
交通渋滞

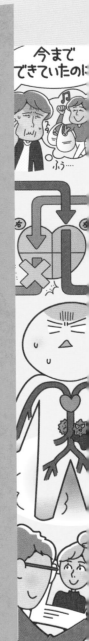

58歳男性は、なぜ息切れしたのか？

　58歳男性、会社勤め。今日は本社で会議があります。時間にはまだ余裕があるのですが、ひさびさの本社ですし、会議の内容も重要だと聞かされており、いつもより気がせいています。

　電車のホームに急ごうと階段を駆け足で上りましたが、階段をすべて上り終わる前に息が切れてしまいました。ハァ、ハァ……。踊り場のスペースで少し息を入れます。ホームにやってきたのであろう電車から人がいっぱい降りてきたのでしょう、階段に人があふれはじめました。

　ああ、これは間に合わないな。

　あきらめて、ゆっくりとホームまで上りきりました。

　まだ少し息が荒いです。半年くらい前まではこんなことなかったんだけどなぁ。やっぱり、タバコの吸いすぎかなあ。体力が落ちたなあ……。

　仕事が終わって帰宅し、ご飯を食べ終わってテレビを見ていると、何やらCMをやっていました。動悸、息切れを表す身振り手振りの後に、ナレーターが一言。「それ、弁膜症かも」

　弁膜症？　心臓の病気だって？　息切れがあると、心臓の病気？

……息が切れるんだから、肺が悪いんだと思っていたけれど、違うのだろうか？肺よりも心臓のほうがヤバそうだ。いやなCMを見てしまったなあ……心臓かあ……。

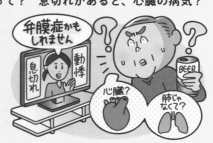

走って走って、あえぐほど走って、ハァハァと息を荒くするとき
のことを想像してください。あの、「息が切れる」としかいいよう
のない、不思議な不快感……。痛みとはまた違ったアラーム。誰も
が経験ありますよね。あれが「息切れ」です。
　息切れというのはいったい何なのでしょう？

　「運動したらそれだけ、酸素をいっぱい使わなければいけないか
らさ。細胞が酸素を欲しているわけだ。だからハァハァするんだよ。
それが息切れだよ」

　ええ、そうですね。あっています。
　でも、冒頭の58歳男性は、そこまで激しい運動をしたようには
みえませんでしたよね。

　「……それは、たぶん、おっさんのほうが、ぼくらに比べて運動
が苦手だからだろ。ぼくらは階段を上るくらいで息が切れないけど、
運動不足の中年なら、しょうがないんじゃないの」

　なるほど。年齢によって、「どれだけ運動したら息が切れるか」
は変わりそうです。では、おじさんのエピソードは、「病気ではな
くて、単なる老化現象」ということで片づけてよいでしょうか。

　「息切れが病気なのかどうか」は、じつは思ったより難しい問題
です。

　例えば、17歳の男子高校生(野球部)が「階段上ったらハァハァ
すんだよ！」とぶち切れてたらどう思いますか？　「トレーニング
が足りないぞ」と、コーチが肩を落としそうです。
　けれど、同じ17歳でもきゃしゃな文化系部員だったらどうでし
ょう。階段を上って疲れていても、まあそんなものかなと、どこか
納得してしまいそうです（イメージですが）。

58歳の男性なら息切れは運動不足の
せいと決めつけていいですか？　「そん
なの人による」としかいいようがないで
す。

いっそ95歳のおばあさんだとしたら
どうでしょう？　息切れするほうが「普
通」だと言いたくなってしまいます。

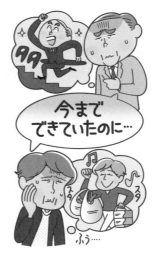

**「健康」とか「普通」という概念と、
「病気」とか「異常」という概念の線引
きはそう簡単ではありません。**実際、
「これくらい息が切れたら病気です」というのは医学的にもうまく
定義できません。

でも、実際には、「階段を上ると息切れがひどくなった」といっ
て病院にやって来る方はけっこういらっしゃいます。階段の昇降は
あくまで一例です。

いつもはできていた農作業ができなくなった、とか。

買い物に行くだけで息が切れてつらい、とか。

こういう人たちは、なぜ病院にやって来るのでしょう。息切れな
んて年のせいだよ、とあきらめずに、わざわざお金と時間をかけて、
病院にやってくる理由はなんでしょうか？

それは、**「今までできていたことができなくなった、つらくなっ
た」**からです。

カギは、**時間経過**にあります。

腹痛のように、「今この瞬間に困った症状が出た」というのは病
院に来る理由としてすごくわかりやすいのですが、息切れのような
慢性的な症状は**「昔と比べるとできたことができなくなった」**とい
うように、時間経過とセットで自覚されます。「前はこれくらいで
きたのになあ」という本人の記憶と、実際に活動できる内容とがず

れるわけです。

　人間が毎日変わらず何かの行動をとれるというのは、ホメオスタシスです。当たり前のように起きて、食べて、トイレに行って、でかけて、歩いて、働いて、食べて、働いて、遊んで、寝て、日常を変わらず送ることができるというのが、**ホメオスタってる**ということ。

　逆に、今まで当たり前のようにこなしていたことができないと自覚したならば、それは、**何らかの理由でホメオスタれなくなった**ということ。加齢によってもホメオスタシスは少しずつ少しずつ崩れていく（いわゆる年のせいといわれる）のですが、本人が自覚できるほど速いスピードでホメオスタシスが崩れる場合、それは単なる加齢現象ではなく、**「体のどこかに具体的な異常がある病気＝器質的疾患」**が隠れている可能性を考えます。

　ただ年をとって息が切れているだけじゃなくて、じつは重大な病気が隠れているかも、という視点はとても大事です。例えば、先ほどのおじさんの息切れの原因が「弁膜症」だとしたら、放っておいてはいけません。その理由は２つあります。

● **一般的な加齢現象よりも早く、症状が悪化する可能性があるから**
● **治療でよくなるかもしれないから**

　弁膜症は心臓の弁に具体的な異常が出る病気です。これから症状がどう悪くなるかを、心臓を観察することで予測することができます。治療も何種類かあります。みつけるに越したことはありません。対処が可能だからです。

　隠れている病気が弁膜症であるとは限りません。おじさんが隠しもっている病気は「貧血」かもしれません。58歳の男性に何の原因もなく貧血が出ることはまれですので、何か「血の出る病気」が

潜んでいる可能性もあります。

　あるいは「血球をうまく作れない病気」があるかもしれません。「肺塞栓」かもしれない。

　「間質性肺炎」かもしれない。

　運動したときに息切れする 58 歳男性をどう考えて、どう病気をみつけ、治療するか。なかなか難しそうです。そしてこれこそが医学です。

　本章では、「息切れ」というありふれた言葉を皮切りに、**循環という壮大なシステム**を一気に勉強してしまいます。循環システムの正常と病理を学ぶことは、**「患者がどうやったら今までの暮らしを少しでも取り戻せるか」**を真剣に考えるうえで、必ず役に立つはずです。

ホメオスタシスを保つために
必要な循環システム

　第2章では、「**自分とそれ以外をきちんと分け隔てること**」の重要性を学びました。でも、境界線を引き、敵と味方を区別するだけでは、ホメオスタシスは保てません。

　循環システム。すなわち、体のすべての細胞にくまなく酸素や栄養を配るシステムが必要です。

　みなさんよくご存じの血液は、全身各所に酸素や栄養、さらには免疫担当細胞、止血のための成分、ホルモンなどを配って全身の血管を巡る運び屋です。役に立つ物資だけではなく、全身の細胞から出されたゴミ（老廃物）をも運びます。

　血管は血液を流すパイプで、上水道でもあり、下水道の役割も果たしています。人体はヴェニスよりもはるかに複雑な海運都市であり、物流の大半が水（血液）によって成り立っています。

　血液が運ぶさまざまなもののうち、本章ではまず酸素のことだけを考えます。酸素を主人公にする理由は、**細胞が生きていくうえで酸素が一番重要**だからです。**細胞の酸素に対する燃費はめちゃくちゃに悪い**ので、常に供給しないといけないんです。

　特に、脳の燃費は最悪です。何らかの理由で脳に対する血の巡りがたった数秒止まると、脳細胞の一部は機能をやめてしまい、意識がストンと落ちてしまいます。まるで家電の電源プラグを引っこ抜いたかのような状態になります。家電といっても、例えばパソコンなら再び電気を流せば使うことができますが、脳はそうはいきません。酸素がいかない時間がちょっと続くと、脳自体があっという間に壊れてしまいます。何らかの理由で3～5分程度心臓が止まり、脳に新しい血液が送り込めなくなると、その後心臓が復活して血流が再開しても、脳は深刻なダメージを負います（蘇生後脳症）。たっ

た5分です。アイスクリームだってもうちょっと長い間形を保っているというのに。脳はそれだけ燃費が悪く、もろいのです。

　体内と体外を慎重に分けて、外から来る敵をしっかりシャットアウトして、自分に必要な栄養だけを取り込んでいる人体。精巧に組み上げたこのシステムは、血流がちょっと途絶えるだけであっという間に破綻してしまいます。人体は、常に血液を移動させ続けることで、昨日と同じ状態をギリギリ保っているのです。自転車はこぎ続けていなければ倒れてしまいますし、マグロは泳ぎ続けていないと死ぬそうですが、**人間は血液を回していないとホメオスタれません。**

　それだけ大事な循環システムを、絵で見ていくことにします。まずは大事な心臓。

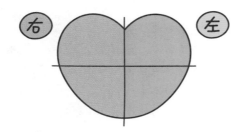

　「右と左が逆じゃねぇか」と言ってはいけません。これは私たち医療者のクセであり、臨床のお作法でもあります。患者もしくはその模式図を絵に描くときには、「患者が紙の中からこっちを覗いていると仮定して描く」のが基本です。

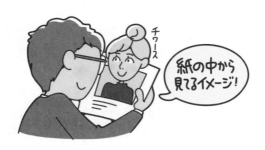

心臓の絵も、こちらを向いているというイメージで見てください。心臓には4つの部屋があります。右に2つ、左に2つ。

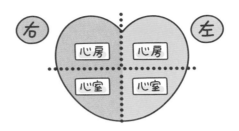

　血液は常に心房から心室へと流れます。左右の部屋は壁によって分けられており、血は混じりません（穴があいていれば話は別ですが）。左心房から左心室を通って、ドックン。左心室は最強のポンプであり、いっきにドックンとやる力は非常に強いです。仮に、左心室と同じ力で歯みがき粉のチューブを握りつぶすと、中身は天井あたりまで届きます（けっこうな力ですよね）。それ、ドックン。

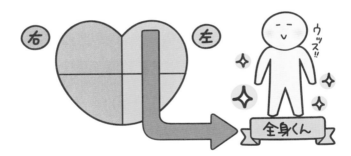

　突然血液の先に謎の人形みたいなのが出てきましたが、これは私が「全身くん」と呼んでいるけなげなイメージ図です。左心室から送り出された血液が全身すみずみに行き渡るという意味です。脳も、肝臓も、腎臓も、筋肉も、なんなら心臓自身も（！）、この左心室からのドックンで血液が行き渡ります。心臓については、心臓の外に出た血管がすぐに心臓のまわりを取り囲んで冠動脈を作っていますので、そこを通って酸素や栄養が心筋に配られます。

ドックン、ドックンと左心室が拍動するたびに、およそ1秒で血液が全身の**あらゆる細胞の手前**まで届きます。教科書によっては「1秒で全身に行き渡る」と書かれていますが、造影エコーで肝臓を見てみると、酸素が末梢の細胞に行き渡るにはもう少し時間がかかっています。「1秒で細胞の近所まで届き、そこから数秒かけて個別の細胞に配達」というイメージです。

　酸素の配達は時間との勝負です。細胞は燃費が悪くて常に酸素を欲していますからね。全身至る所にある細胞は、新たな血液が到達するたびに、中に含まれている酸素を次々と奪い取っていきます。

　全身の細胞（全身くん）に酸素を配り終えた血液はやや黒ずんで、右心房に帰って行きます。帰り道はあんまりやる気がなく、後ろから押されるがままにゆっくり帰るので、20秒くらいかかるといわれています。ゆっくりと右心房にたどり着き、そこから右心室に流れ込んで、再びドックンと先に押し出されます。今度は肺に向かいますよ。

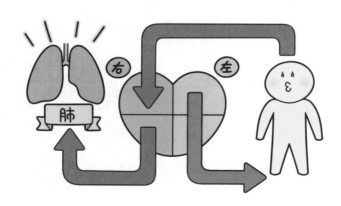

肺に入った血液は、酸素を十分に補充したあとに左心房に戻ります。

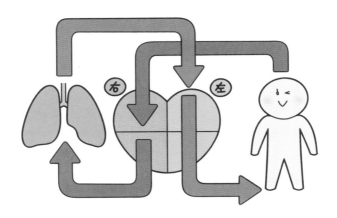

　「そんなの知ってるよ、学校で習ったよ、赤が動脈血で青が静脈血だろ」

　はい、そうです。確かにこの流れ、小学生でも知ってるんですよね。おそらくこの本を読む方もご存じでしょう。ただ、正常の循環サイクルについては、うろ覚えではなくしっかり確認しておきます。何度も使いますから。

ホメオスタっていない
状態を考える

　正常(ホメオスタシス)を理解したら、さっそく異常(ホメオスタってない状態)を考えることにします。血液のサイクルが乱れたら、体は大パニックに陥って、「昨日までの自分」が保てなくなります。ここからはさまざまな異常をご覧頂きましょう。病理学を始めますよ。

1.「左」の異常によって渋滞が起こる

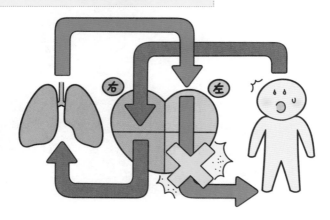

　左心室あたりに異常が発生！　血流がここでうまく流れなくなったとします。心臓の左側がおかしくなったということで、これを「左心不全」と呼びます。このとき、体にはどのような不具合が出るでしょうか?

　直感的に、「『全身くん』に血液が送れなくなるのでは?」と考えがちです。ところが、左心室の「握力」というのはきわめて強いので、多少×印がついたこの状態からでも、よっぽどひどい障害が起こっていない限りは、なんとか先に血液を送ることができます。

　むしろ問題は、「×印の手前」に出てきます。

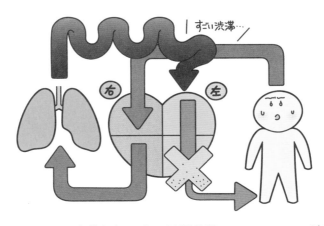

　事故が起こると渋滞を起こす。循環動態においてはこの渋滞理論がきわめて大切です。渋滞が解消されないまま長続きすると……。

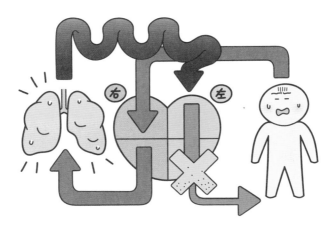

　その手前にあった肺でも渋滞が起こります。血液は本来、血管（パイプ）の中を流れているはずですが、あまりに圧が強くなるとパイプのすきまから浸み出して、本来あってはいけないスペースに液体成分が漏れ出してしまいます。これを肺水腫（はいすいしゅ）と呼びます。肺が水浸しになった状態。肺は、息を吸って、酸素を血管に取り入れて、血管から二酸化炭素を取り出して空気中に逃がすところです。ここが水浸しになるということは、まあ程度にもよるんですが、**マイルドにおぼれる**ということです。

苦しいですよ。

息が切れるんです。

　左心室周囲に異常があるときに、息切れという症状が起こる理由です。

**　左心室あたりに事故発生→渋滞→肺が水浸し→おぼれて息切れ**

医学的に言い直すならば、

**　左心不全→肺静脈にうっ血→肺水腫→呼吸不全症状**

となります。

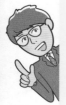

　　「……メカニズムなんか覚えて何の役に立つの？」

　という人はこの本を読んではいないと思うのですが、一応、念をおしておきます。

　あなたは看護師だとしましょう。病院に勤めています。患者の話を誰よりも早く聞きに行こうとしています。左心不全の初回治療目的で入院している人がいて、朝一番で様子を見に行きました。すると患者がこう答えます。

　「なんか息苦しくて寝られなかった、横になると苦しいから体を起こしたまま、仮眠みたいにしてなんとか寝たよ」

　そこであなたは聴診器をあてます。息を吐くときに、途中からプツプツポコポコと音が聴こえます……。

　以上のような一連のエピソードがあったとしたら、あなたはすかさずこう考えなければいけません。

　「左心不全で肺水腫になっているから、横になると重力のせいで肺のむくみが強くなり、ガス交換がうまくいかないんだな。だから体を起こしていないと息苦しかったんだろう。そして、朝に聴診をすると、肺水腫を意味する水泡音が聴こえる。呼吸の最後のほうにちょっと聴

こえるだけだけど、やっぱり肺の中に水がたまっているんだ。治療で肺の水をとってあげないと、呼吸困難が治らないなあ」

　こんなかんじでアセスメント（評価）をして、チームで対処をします。心臓の機能を支えてあげるか、肺の中に増えた水分をひくための治療をするか。メカニズムが異なれば、有効な治療も少しずつ異なります。患者の今この瞬間の病態によって、治療の「種類」も「量」も調節しなければいけません。

　医療とは、アセスメント（評価）と対処の繰り返しです。その際に覚えなければいけないことは山ほどあります。すべてをただ暗記するくらいなら、メカニズムをイメージしておいて、いざというときに頭の中で「病気が引き起こす現象がアニメーションのように」流れるよう訓練しておいたほうが、何かと便利です。

2.「右」の異常によって足のむくみが起こる

　先ほどは左心室に×印をつけました。今度は×印を右心室につけてみます。

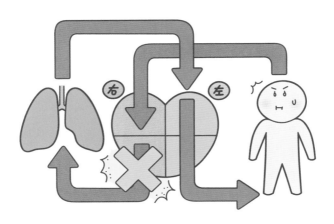

　右心室のあたりに事故が起こったとします。ここで起こるのはやっぱり大渋滞です。手前が太くなるわけですから……。

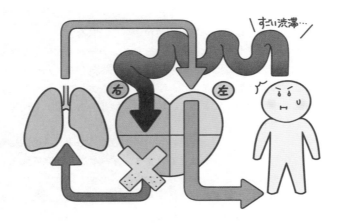

こうです。そしたら、むくむのはここです。

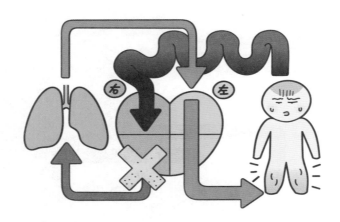

「全身くん」がむくみます。特に下半身にむくみが強く出ます。

　下半身により強く出るのは重力のせいです。もともと、足の静脈は、重力に逆らって心臓に血を返すためにいろいろとギリギリの工夫をしています（弁を用意したり、筋肉で絞ったり）。けれども、渋滞を起こした血管ではそういう調節がだんだん厳しくなります。医学用語で「下腿浮腫」と呼ばれるむくみが、こうして出てきます。

先ほど、病院で左心不全の患者に聴診器を当てて、水泡音を聴くというシーンを少し書きましたが、右心不全の患者のときには足を触ってみましょう。むくみが強く出ていれば、それだけ心不全症状が強いということです。話を聞いて、見て、触って、聴診器で聴く。これらはいわゆる「診察」と呼ばれますが、診察というのはなにも主治医だけがすることではありません。医療現場で患者がどのような状態にあるかをアセスメント（評価）するのは、すべての医療者に必要なスキルです。

　そして……患者自身も、自分の体を自分でアセスメント（評価）していいんです。日ごろから自分の体がどのように動いていて、今どれくらいホメオスタっていて、ホメオスタシスが乱れているとしたらそれはどれくらい乱れているのかと、セルフ・アセスメントする。これは近年話題の「マインドフルネス」にもつながります。

　左右の心室における障害を、それぞれ左心不全と右心不全と呼びます。左心不全なら息切れ、右心不全なら下腿浮腫が出てきますが、これらをうまく治療できず、渋滞が解消できなかったときには、どうなるでしょう？

　例えば左心不全があって……。

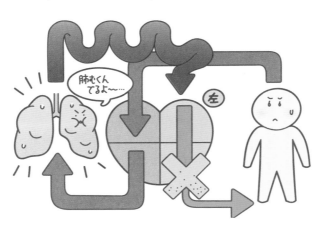

渋滞が解消しないと……。

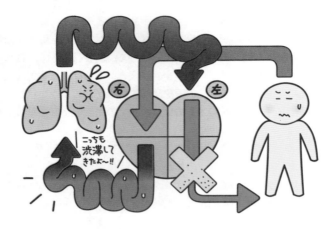

もうどこもかしこも渋滞……。

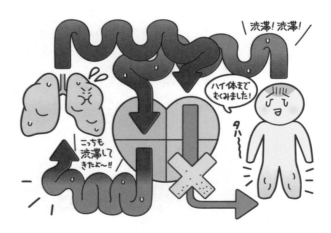

　この病態、じつはけっこうひんぱんに起こります。

　心臓に×がついているのはあくまで左心室だけなのですが、**左心不全の状態が長く続く**と、うっ血の影響がどんどん上流へと向かうことで、結果的に**右心不全の症状である下腿浮腫・全身のむくみ**も出てしまうわけです。

　これを両心不全と呼びます。両心不全は、左心室と右心室の双方が障害されているパターン(両方に×がついている、バツ2のパタ

ーン）であっても起こり得ますが、むしろ今説明したような、**左心不全を長く抱えている方に多いです。**

　なお、頻度的には「右心不全単独例」はやや少なめです。「息切れ→体のむくみ」というパターンが多く、「体はむくんでるけれど息切れが少ない」という人は少し少ない、ということです。

×印がつく原因を考える

　ここまで、循環のサイクルが乱れるとどのような症状が出るかという視点で、基本的な2つの病態をみてきました。

　左心不全で肺水腫。

　右心不全(あるいは両心不全)で下腿浮腫。

　キーワードを暗記しようとすると骨が折れます。しかし、メカニズムを頭の中に思い描いて、

　「左心室がやられたら……手前に渋滞するから……手前にある肺に……水がたまって、息切れ!」

と導き出せば簡単です。

　「×印がつく場所によって出てくる症状が違うこと」はイメージできるようになりましたか。では次に、**そもそもなぜ心臓に×印がつくのか**、なぜ心臓が血液を先に送り出せなくなるのかを考えてみましょう。

×印の原因は?

　ここまで、ナチュラルに使ってきた「心不全」という言葉をあらためて説明します。血液をうまく送り出せずに渋滞が起こる状態が「心不全」です。正確にはさらに細かい定義があるのですが、ここではざっくりと覚えます。

　心不全にはいくつかの「原因」があり、原因によって異なる「病名」がついています。

● 心筋梗塞によって、心室の「握力」が弱くなっている
● 不整脈によって、心臓がリズムよく握れない

● 弁膜症によって、一方通行のはずの血流が逆流している

● 弁膜症によって、血液の出口がとても狭くて血が出せない

　このあたりをまず覚えておくとよいです。ほかにも山ほどありますけれど、基本的で頻度が高い病態はこの４つです。

　心臓のポンプ機能（血液を送り出す機能）を細かく考えるときには、歯みがき粉のチューブをイメージして考えましょう。先ほどの心臓の絵にチューブを重ねます。

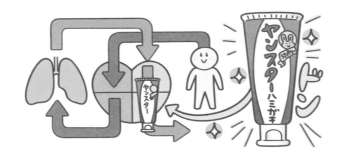

　ここでは左心室を歯みがき粉チューブに例えます。チューブを握りしめて、毎秒のようにギュッ！　ギュッ！　と歯みがき粉を送り出すのが、心臓の役目。チューブを握る手が心臓の筋肉（心筋）にあたります。左心室の握力は強くて天井まで届く……という話はさっき書きました（覚えてますよね？）。

　一方、同じ心室でも、右心室のほうの「握力」はそこまで強くありません。行く先が肺だけですから、圧がそんなに必要ないのです（あまり高い圧をかけると肺が壊れてしまいます）。

　歯みがき粉チューブは、１回握れば中身がだいぶ飛び出してしまいますが、心臓の場合には後から後から補充されます。というわけで、消防士が持っているホースみたいに、チューブのお尻に「補充パイプ」をつけておきます。こんなかんじです。

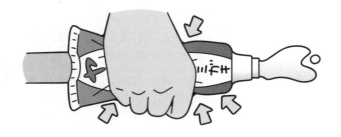

この図をみながら、**いろいろな病気のことを考えてみます。**

A. 心筋梗塞

　まず、**薬指と小指が動かなくなったらどうなるでしょうか？**　握る力が少なくなりますから、多少は中身を押し出せますけれど、きっと渋滞が起こります。左心不全（＋肺うっ血）や右心不全（＋下腿浮腫）の話を思い出しましょう。

　もし、**すべての指が動かなくなったら、**そのときはチューブをぜんぜん握れなくなります。こうなると、渋滞よりもむしろ「**血液が送り出せない状態**」のほうが問題となります。特に脳に血液が行かなくなって、死に至ります。

　かの有名な心筋梗塞は、握る手の指が動かなくなる病態です。指が動かなくなる理由は、「心臓の筋肉を栄養する血管（冠動脈）が詰まって、心臓の筋肉に酸素や栄養が行かなくなるから」です。

B. 不整脈

　次に、**手を規則正しく握る動きが乱れてしまう**とどうなるでしょう。ぶるぶる震えて、ちっともチューブを握ってくれません。そうなると心筋梗塞のときと同じように、チューブをうまく握れなくなるので、死に至る可能性があります。これが不整脈。

　特に、左心室において激しく不規則なブルブル（例えば心室細動(しんしつさいどう)）が起こると致命的です。一方で、左心房でのブルブル（心房細動）だ

とか、左心室のそこそこ規則正しいブルブル(いろいろ)だとか、あるいはギュッギュッの回数が減るタイプの不整脈(いわゆる徐脈性不整脈)だと、渋滞を起こしてうっ血性心不全の原因になることがあります。

C. 弁膜症

　心臓というチューブの中には、逆流防止のための弁が2か所についています。それはどこかといいますと、心房と心室の間……歯みがき粉チューブのおしりの部分と、心室から大血管に出て行くところ……チューブのふた(出口)の部分です。左心系においては、チューブのおしりが「僧帽弁」、チューブの出口が「大動脈弁」、右心系ではおしりが「三尖弁」、出口が「肺動脈弁」。

　4つあるといろいろ混乱しますから、まず僧帽弁と大動脈弁、つまり左心系をきちんと覚えましょう。右心系でも起こってることは似たり寄ったりです。本気で勉強しようと思ったら調べればすぐわかります。

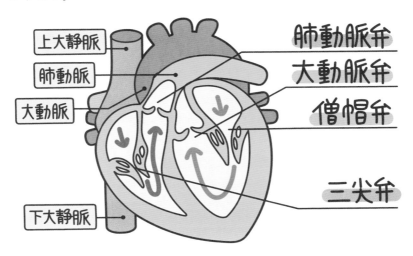

　まずチューブのおしりにある弁が壊れていると……例えば、逆流が起こるとどうなりますか?

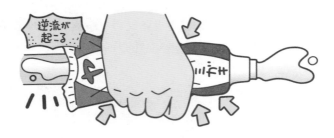

　当然このように、「ギュッ」と握るたびに逆流が起こってしまいますので、**チューブ＝左心室の手前……左心房**、あるいはそれより前の血液が渋滞します。

　では、次に、チューブのふたの部分が狭くなっているとどうでしょう？　なかなか中身を出せなくなりますので、やっぱり渋滞するのです。

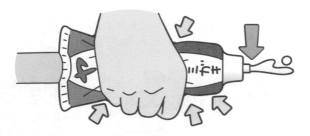

　この２つは、弁膜症のなかでも最も有名な「僧帽弁逆流症(mitral valve regurgitation：MR)」と、「大動脈弁狭窄症(aortic valve stenosis：AS)」を説明したものです。

　弁膜症を全部いっぺんに勉強しようと思うと、

　「弁には僧帽弁、大動脈弁、三尖弁、肺動脈弁があって……それぞれに逆流と閉鎖があって……4×2で8種類の病態が……」

みたいなことを考えなければいけなくなりますが、まずはこの**MR（おしりからの逆流）**と、**AS（出口が狭くなって渋滞）**をしっかり覚えておきましょう。すべてはここからです。

渋滞よりもヤバイ循環障害 交通がマヒするショック

　次に私たちがみていくのは、**渋滞よりもさらにヤバい循環障害**です。すなわち、**完全な交通マヒ**。生命の危機そのものです。死に直結しうるような循環障害。

　ショックといいます。

　ショックにも正確には細かな定義があるのですが、細かいことはいいんで、こう覚えてください。

　交通マヒで、細胞に酸素が届けられない状態がショック。

　先ほどまで勉強してきた、血液が渋滞する心不全の際には、「階段を上ると息切れするんです」とか「横になって眠ろうとすると苦しいんです」のような本人の訴えが重要でした。

　一方、ショックに陥った人からそういう自覚症状を聞く機会はあまりありません。……なぜかって？　まず、**意識を失っていることがある**からです。第二に、意識があったとしても何かふらふらして**受け答えがおかしい**（意識レベルの変調）こともあります。そしてなにより、**ちんたら話を聞いているうちに状態が悪化して死んじゃう**かもしれないからです。

　つまり、私たち医療者が「あっ、ショックだ！」と気づくためには、**患者に話を聞くよりももっと早くわかる手段をとらなければいけません**。ショックの最中、循環サイクルはマジで大パニック。一刻も早い処置をしないと生命を維持することができません。

　救急救命室を描いたドラマでは、たいていショックの患者が描かれます。音楽のテンポが速いです。カメラワークも速いです。いかにも医療現場最前線、って感じでドラマティックに演出されていま

す。テレビ的な演出はともかく、そこには医師だけではなく複数の職種が入り乱れて救命を試みています。

　そう、ショックの対処は医師が1人でなんとかできるものではありません。医療チームがみんなで手分けして行うのです。ですから、医療者はみな、ショックについての知識が必要です。

　ショックのメカニズムは大きくわけて4つ。

1. 循環血液量減少性ショック（hypovolemic shock）
出血、脱水、熱傷などによって、血液が体の中から失われる。

2. 心原性ショック（cardiogenic shock）
心筋梗塞、弁膜症、不整脈などによって、ポンプ機能が壊れる。

3. 心外閉塞・拘束性ショック（obstructive shock）
緊張性気胸、肺塞栓、心タンポナーデなどによって、血管が詰まったり、ポンプが押さえつけられたりする。

4. 血液分布異常性ショック（distributive shock）
アナフィラキシー、脊髄損傷、敗血症などによって、血液が体の中に浸み込んで使えなくなる。

　色分けしておきました。この色にも意味があります。ショックでは全身の細胞に酸素が届けられなくなりますが、このとき、「手足が冷たくなる」場合と、「手足が温かくなる」場合があります。同じ酸素配達パニックといっても、体で起こっていることが違うのです。そして、治療法も変えなければいけません。

　ショックというのは「一刻を争う状態」ですので、「どのショックかなー」とのんびり準備して対処を選んでいると患者はすぐに死んでしまいます。「手足が冷たいときはこのどれかだ！」「手足が温かい、だったらこれだ！」というように、細かく手がかりを探して

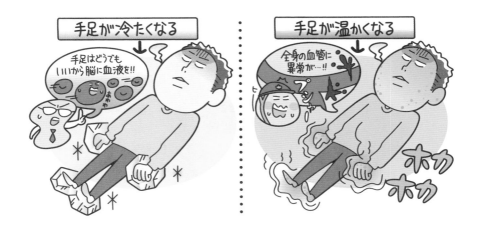

すぐに判断しなければいけないわけです。病理学のなかでも最も「急いで使わなければいけない」知識です。

　さっそく、順番にみていきましょう。

　病院にやってきた人の手足が冷たくてじっとり湿っていると（冷感・湿潤）、直感的に「あっ、手足の血管がギュッと絞られている！」と考えましょう。人間の外表体温は、本来、体の内部を通過した血液によってホカホカに温められています。手足が冷たいということは、人体が「**手足なんてどうでもいいからとりあえず脳に血液をやれ！　脳だけは守るぞ！**」と、末梢を切り捨てつつあるということを意味します。これがショックの上3つ、青色で表した、「冷たいショック」です。

1. 循環血液量減少性ショック（hypovolemic shock）

　交通事故で病院に運ばれてきた人の9割は循環血液量減少性ショック、またの名を「出血性ショック」です。血が出て、上下水道内の液体が足りなくなり、全身に酸素を行き渡らせることができなくなります。

　人体は交感神経という「興奮専用電話」を用いて全身に指令を送ります。手足の血管を絞って、血液を脳に集中させます。血液が足

りていないのでとにかくポンプのスピードを速くします。**手足が冷たく湿って、顔面を含めた皮膚が蒼白になり、脈が速くなります。**患者がこうなっていたら、**血圧を測るまでもなくショックです。**

さあ治療はどうしましょう。**血を足す。**輸血。あるいは輸液。そして何より、**血を止める**ことが重要です。とにかく、上下水道の中に液体を満たし、それ以上失われないようにします。さらに、「末梢に酸素が行き渡っていない」ことがショックの本質ですので、酸素を投与することも必要となります（減った血液≒ヘモグロビンに限界まで酸素を運んでもらう）。必死で循環サイクルを維持します。

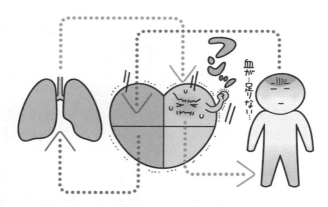

全身を流れる血が足りないからポンプががんばっても
酸素を供給できない出血性ショック

2. 心原性ショック（cardiogenic shock）

では2番目。ポンプの機能が落ちて、全身の細胞に酸素を運べなくなっている状態を心原性ショック、またの名を「**ポンプ失調性ショック**」といいます。ポンプがうまく動かないなか、必死で脳への血流だけは保ちたいとばかりに、やはり末梢は捨て置かれて、手足が冷たくなります。

このとき、治療はどうしましょうか？　輸血？　輸液？　ここで輸血してもあまり意味がありません。だって、**血液の量は足りてま**

すから。

　やらなければいけないのは心臓にハッパをかけることです。カテコラミンという薬を使って**血圧を上げます**。

　なおポンプ失調のときには、心不全症状が出ている場合があります。この章の前半部でみてきた、渋滞が起こっているのです。出血のときは道路を走っている車自体が足りないので渋滞は基本的に起こりませんが、ポンプ失調は深刻な渋滞につながります。**肺水腫によって水泡音が聴こえたり**、むくみ……というか血管そのものが腫れ上がることで**頸静脈が怒張**したりします。先ほどの出血性ショックのときは、頸静脈は逆にぺっちゃんこになるのと対称的です。

　現場で瞬間的に手を触って「冷たい！　ショックか！」となったら、首筋を見て、肺音を聴きます。ショックの原因を見分けるために。そして、心電図検査や心エコー検査によって、ポンプそのものをきちんと観察します。ポンプはなぜ壊れたのか。心筋梗塞のせい？　弁膜症のせい？　それとも……？　と、元の原因を探して治療に結びつけるわけです。

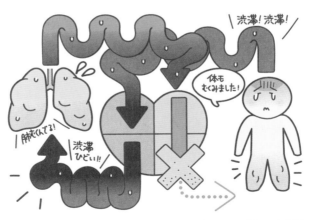

ポンプがやられて全身に血液が送れないし、渋滞もはんぱない心原性ショック

3. 心外閉塞・拘束性ショック（obstructive shock）

　Obstructive という英語を直訳すると「閉塞性」。単に閉塞性ショックと書かれることが多い気がします。ポンプ自体が故障している「2．心原性ショック」とは違い、心臓の筋肉自体は元気（握力は保たれている）です。ポンプは正常なのですが、**血流のルートが閉塞**してしまっているために血液が送り出せなくなっています。

　代表疾患としては、緊張性気胸。肺に穴が開いて、胸腔（本来肺が入っているスペース）と肺との間に空気が大量に漏れる病気です。空気によって胸腔の圧がどんどん上がっていくと、**上大静脈**（全身から心臓に帰ってきて右心房に入る血管）**が空気圧によって押しつぶされてしまいます**。すると、ポンプに戻ってくる血液が通れなくなり、ポンプの空打ち状態になってしまって、血圧がストーンと下がります。末梢はもちろん冷たくなります。大ピンチです。

　どうやって治療したらいいですか？　輸血してはだめです。渋滞が悪化します。カテコラミン（血圧を上げたり、心臓の血液量を増やす薬）で心臓を元気にしてもだめ。血管を元通り開いてあげるためには、胸腔から空気を逃がして、胸腔内の圧を下げてやる必要があります。それも、緊急で。すなわち、胸腔穿刺（胸腔内にたまっ

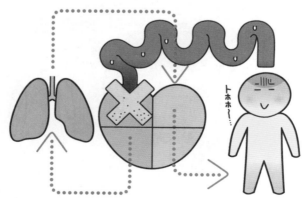

右心室の手前、上大静脈がつぶされてしまい
そこから先に血がまったく行かなくなる、緊張性気胸による閉塞性ショック

た空気や水を抜き取る治療）をします。

　手足が冷たくなるショックといっても、３種類すべて治療が違いますよね。

　閉塞性ショックの原因は緊張性気胸だけではありません。肺塞栓^{はいそくせん}というのがあります。肺動脈の中に血栓が詰まってしまう病気です。先ほどは上大静脈という大きな血管が空気圧でつぶされてしまいましたが、今度は肺動脈という大きな血管が血栓で詰まってしまうわけです。

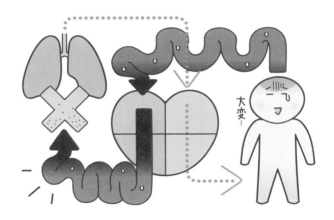

　「大きな血管がバーンって詰まったら全部閉塞性ショックになるじゃないか。上大静脈や肺動脈以外の大血管がつぶれることはないのだろうか？」と疑問に思う方もいるかもしれません。

　じつは、上大静脈と肺動脈以外の大血管（肺静脈や大動脈）は、まずつぶれることがありませんし、詰まることもありません。理由はいろいろで、「肺静脈は肺という血管フィルターを通り過ぎたあとだから血栓が存在しない」とか、「大動脈は圧がめちゃくちゃ強いからそもそも血栓なんてまずとどまっていられないし、大動脈は壁も厚くてしっかりしているので外圧が加わってもつぶれない」などがあります。

もう1つ大事な病態を覚えておきましょう。それは「心タンポナーデ」です。

　心臓と心外膜（心臓をラッピングしている膜）との間≒心囊内に血液がたまることで、心臓というポンプ自体が外からわしづかみにされているような状態になります。

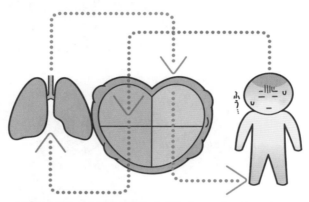

心臓と心臓を包む膜との間に血がたまってパンパンになって
心臓わしづかみの閉塞性（拘束性）ショック

　このときも、輸血しても意味がありません（血液は減ってない）し、カテコラミンも役に立ちません（ポンプの握力自体は保たれている）。心囊内にたまった血液を抜いてやるしか根本的な治療法はありません。心囊穿刺です。

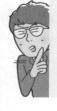

　診断や分類を細かく分けるのは、「治療」や「対処」を細かく分けるためです。基本的に医学における分類というのは実用を前提としています。

　この本では詳しく触れませんが、例えば同じ循環血液量減少性ショックであっても、程度は症例ごとに差があります。ものすごく血を失っているときと、まだそこまで血を失っていないときとでは、「将来どうなるか（予後）」が違いますし、治療法も異なってきます（リンゲルだけで済ませるか、輸血をするか）。つまり、診断においては「病

名をつける」だけではなく、「程度をはかる」ことも重要になってきます。

　診断学をきっちり勉強するのが医療者の務めです。そして、診断学のもとをたどると、病理学総論に行き着きます。この本は病理学総論を学ぶための本ですが、じつは診断学の基礎を学ぶ本でもあります。

4. 血液分布異常性ショック（distributive shock）

　さて、最後に重要なこちら。

　今までみてきたのはすべて、何らかの理由で血がうまく回せないために、人体が交感神経を使って手足の血管を絞って、必死で脳の血流を保っているショックでした。ですからぜんぶ手足が冷たくなり、脈も速くなります。ところが、ショックのなかには、手足が冷たくならない……むしろ温かくなってしまうショックというのがあります。ウォームショックといいます。この場合、今までとはメカニズムがまるで違います。

　このショックは、全身の血管に異常が起こっているのです。血管が開いたり、あるいは、血管の壁が穴だらけになってそこから血液の成分が体内に浸み出たりします。

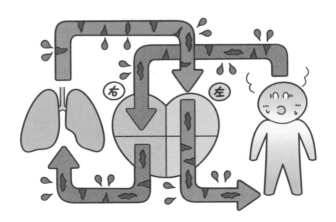

血管に異常が出る理由として覚えておかなければいけないのは３つ。

● アナフィラキシー
● 脊髄損傷（神経のせい）
● 敗血症

　いずれも、めっちゃくちゃに大事な病態です。

アナフィラキシー

　アナフィラキシーという言葉は社会的にも有名です。一番知られているのは**スズメバチに２回刺されるとあぶない**、というアレ。アナフィラキシーはアレルギー反応の一種です。アレルギーについてはこの本では詳しく説明しきれないのですが、ごく簡単にいうと、**人体が敵を追い出すしくみがなんらかの形で暴走した状態**です。

　アナフィラキシーになると、全身の血管が拡張し、血管の壁に細かい穴があいて、中身の水分があちこちでばんばん漏れる現象が起こります。「水が漏れたからなんなんだよ、むくむだけだろ」と軽く考えてはいけません。

　空気の通り道である気道がむくんで息が吸えなくなったり、細気管支が次々とむくんで喘息のような症状が出ることで、**窒息**します。腸管がむくむことで下痢をしたりもします。顔がぱんぱんにむくみます。腎臓に血液がたどり着かなくなるため、**尿も出なくなります**。おまけに、血管の外にじゃぶじゃぶ水が漏れることで、「**脱水性のショック**」に陥ることがあります（アナフィラキシーショック）。

　出血と似ているようにも思いますが、出血と比べてなおタチが悪いのは、アナフィラキシーの場合は**全身の血管から水が漏れる**ために、どこか１か所を止血する、みたいな対処ができません。血管が開くことで手足が温かくなります（ウォームショック）。今までの手足が冷たくなるショックとはひと味もふた味も違います。

　血管が開いて、水がじゃぶじゃぶ漏れて、気道に浮腫が出て窒息

して、ショック。外から見てぱっとわかるのは、「**全身がまっ赤っ
かになり、じんましんが激しく出る**」です。この全身まっ赤っかを
見たら「あっ、アナフィラキシーかな!?」と考えなければいけま
せん。

　治療は……とにかく血管が開いて穴だらけなので、次々と輸液し
ます。そして、特効薬であるアドレナリン（エピペン®）（ボスミン®）
（ぜんぶ同じ意味）を筋注します。アナフィラキシーはほんとに特別
なのできちんと覚えましょう。

脊髄損傷

　次に脊髄損傷。神経性ショックと呼ばれる状態があります。これ
もウォームショックです。

　序盤に説明した「手足が冷たくなるショック」のときに、手足の
血管を絞っているのは**交感神経**のはたらきでしたね。脊髄を損傷す
ると、この交感神経がいかれてしまうことがあります。つまり、血
管が拡張し、脈が遅くなります。このため、血液の循環がゆったり
遅くなってショックに陥ります。

　なお、**尿量は保たれる**という特徴があります（腎臓の血管は交感
神経以外の調整を受けるため）。

敗血症

　最後に敗血症 sepsis（セプシス）。セプティックショックという
状態を説明します。重症感染症の1つの形態で、細菌が出す毒な
どが全身の血管を開きます。アナフィラキシーや脊髄損傷と同じよ
うに、血管が開くので手足が温かくなります（ウォームショック）。

　この場合の治療は輸液や輸血、カテコラミンなどを用いますし、
なにより感染症の治療（抗菌薬の投与）が必要になります。最後にも
ってきたので「おまけ」みたいな扱いにみえますが、実際の臨床現
場ではかなり重要です。

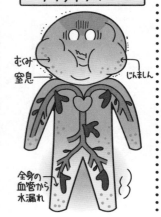

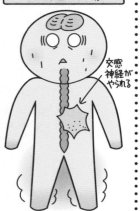

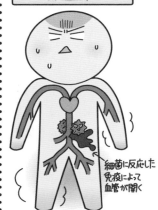

この章では、循環システム、なかでも一番肝心なポンプと血液サイクルの話、そして渋滞（心不全）とショック（交通麻痺）をみてきました。豊富なイラストとともに、かなり長く説明をしましたが、それだけ循環システム、さらには循環障害というのは大切なのです。ただ、1つ注意しておかなければいけないことがあります。

　本章では例えば「肺で酸素を取り入れて」というように、肺の話が出てきました。また、アナフィラキシーのところではアレルギーの話、敗血症のところでは感染症の話が少しだけ登場しましたね。

　そうなんです。人体というのは、**循環システムを理解するために循環器の話だけ勉強していてもうまく理解できません**。呼吸器領域、代謝領域、腎臓領域、肝臓領域、免疫領域、感染症領域など複数の話を理解しないと、循環システムやその障害についてうまくイメージすることはできません。病理学はヤマを張って一部だけ理解しようとしても、なかなか覚えられないのです。

病理学総論において、「循環障害」という章は非常に重要です。でも、医療系の学生さんに聞いてみると、病理学の授業では DNA や染色体、遺伝、代謝など、覚えるのに苦労する概念が次々と登場しますので、循環障害を学ぶころにはもうヘトヘトになっていて、あまりまともに授業を聞いていない、なんてことがあるそうです。

　でも、循環システムこそは、病理学の、いやもっとはっきり言いますと医学の要(かなめ)です。ここをしっかり学んでおくと、他の領域を理解するうえでもとても役に立ちます。

- バイタルサイン(体温・血圧・脈拍数・呼吸数・酸素飽和度)がなぜ臨床で重要視されるのか。
- 身体診察で眼瞼結膜(がんけんけつまく)や、頸部の静脈の怒張、爪を押したときの色変わりをみるのはなぜか。
- なぜ左心不全のときには息切れが出るのか。なぜ右心不全だと足がむくむのか。
- エコノミークラス症候群では肺塞栓を起こしうるが、心筋梗塞や脳梗塞をめったに起こさないのはなぜか。
- アナフィラキシーショックの際にはどのような輸液をする必要があるか。

　今、ざざっと挙げた「問題」は、臨床現場で働く人たちにとっては簡単に答えられるものばかりです。けれども、非医療者や、まだ医学を学んでいる途中の学生さんにとってはなかなか難しい質問です(1つもわからなくても、ちっとも恥ずかしがることはありません)。

　これらはすべて、病理学総論の、「循環障害」をきちんと理解すると説明ができます。循環器内科の臨床講義を待つまでもありません。逆に言いますと、すでに病理学総論の授業が終わっているにもかかわらず、これらに答えられない学生さんがいたとしたら、その人が習った「病理学」は(少なくとも循環障害の観点では)まるで役に立っていない、ということです。

　すでに医療現場で働かれている方のなかには、「なんとなくわかるけれど、言葉にして説明するのは難しい」とか、「自分ではわかっているけれど、人に説明できるほどではない」という方もいらっしゃるでしょう。そういう方は、

ぜひこの機会に、循環システムや循環障害の病理を学び直してみてください。

　頭ではわかっているけれど、言葉にできないという状態は放置しておかないほうがよいです。メカニズムをきちんと言語化していない状態で医療を行うのは、患者と会話するときに「なぜこの検査が必要なのか、なぜこう診断したのか、なぜこの治療が必要なのか」を説明できないということにつながります。本書が「二度目の勉強」のお役に立てればいいなと思っています。

第 4 章
循環システムを利用し尽くせ

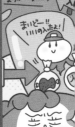

4

循環システムには
さらに使い道がある

　内外の区別をして、高度な循環システムを手に入れた生命は、酸素を全身に行き渡らせることができるようになりました。

　でも、循環システムを「酸素の運搬」にだけ使っていてはもったいないです。せっかく体内の隅々に行き渡る道路を配備したので、「酸素を運ぶ宅配便」以外にも、さまざまな車を走らせましょう。

　酸素以外のものを運ぶ、宅配便。
　細胞が捨てたゴミを運ぶ、ゴミ収集車。
　警備員たち。警察官。パトカー。
　道路補修業者や、土木作業員。

　第4章では、これらの「循環サイクルを利用して行き来する細胞や物質」を、かたっぱしから見ていこうと思います。

循環システムの利用　その①
酸素以外の栄養の運搬

　①まずは栄養の運搬です。第３章では運ぶ物として酸素だけを考えました。酸素は「肺で補給して、全身の細胞に配る」でしたね。でも、体内にはほかにも「運ぶべき物資」があります。

　例えば腸管内で吸収した栄養分。運び先は肝臓です。「血液の流れとしては、酸素を肺から腸に送ったあと、心臓に戻るルートの途中で肝臓に寄り道」することで、腸から肝臓へ栄養を運ぶことができます。このルートはかなり重要なので、特別な血管が用意されています。門脈といいます。

　門脈の中には、腸管で栄養をたっぷり補充した静脈血が流れており、肝臓に入っていきます。門脈血には栄養は豊富ですが、酸素があまり含まれていません。このため、門脈とは別に大きな動脈（肝動脈）が肝臓に入り込んで酸素を補給しています。

　臓器の中に入る血管が２種類ある、というのは肝臓の特徴です。

　たいていの臓器においては、入り込む血管は基本的に動脈だけです。腎臓には腎動脈が、脾臓には脾動脈が、副腎には副腎動脈が、精巣には精巣動脈が入り込みます。

　でも肝臓においては、肝動脈と門脈という２つの大血管系が入り込んで、酸素と腸管からの栄養を別々に肝臓に流し込んでいます。ちなみに出口は１本しかありません（肝静脈）。**「２本入ってきて、１本から出て行く」システム。**門脈がいかに特殊かわかっていただければと思います。

　門脈内には、腸管で吸収したばかりの栄養が流れています。栄養は、吸収したままの状態ではそのまま人体に利用することができません。言ってみれば「素材」にすぎず、肝臓で加工しない限りきちんとした「商品」になりません。例えるならば、腸管で吸収する栄養は「海で釣った魚」であり、「山で狩った肉」に相当します。こ

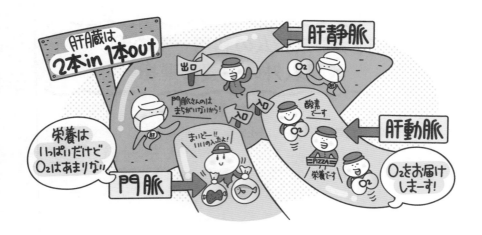

れらを、包丁でさばいたり、加熱してパックや缶詰に入れるのが肝臓の役割です。肝臓は人体最大の臓器であり巨大な加工工場だといえます。

　肝臓の中にがんができると、この「2本in、1本out」のシステムが破綻します。がんは酸素のたっぷり入った動脈血ばかりを必要として、栄養の入った門脈血はあまり使いません（自分さえよければ工場の仕事などはどうでもいい、という感じ）。そこでがんは、肝臓の中に張り巡らされた道路を破壊し、自分の好きなように作り替えてしまいます。このとき、門脈系は破壊したままなのに対して、動脈系は自分で作り替えて取り込んでしまいます。
　人間はかしこいので（？）、この性質を逆手にとり、門脈に造影剤を流す特殊な撮影法でCT検査をします。すると、がんのある部分には門脈血（造影剤）が入っていかないため、がんの場所だけはCTが黒く映り（ぽっかりと穴があいたように見え）ます。このマニアックな画像検査（経動脈的門脈造影下CT：CTAP）はかなり優秀で、肝臓内科や肝臓外科で活用されています。

循環システムの利用　その②
ヘモグロビンを捨てる

　肝臓には門脈という特殊な静脈が流れ込んでいます。じつはこの門脈は、単に消化管と肝臓をつなぐためだけに使っているわけではなくて、さらに別の役割も与えられています。

　……ここまでを読んで、薄々お感じになった方もいらっしゃるかもしれませんが、**人体はとにかくしたたかで、システムを１つ作るとそれを何重にも利用しようとします。**「腸管からの栄養以外にも、何か肝臓に流し込みたいものはないか？」と全身に問い合わせます。すると、脾臓が手を上げました。

　「うちで、古くなった赤血球を壊してるんだけどさあ。赤血球の中に入ってる素材を捨てるのに苦労してるんだよ、なんか有毒な物質が入ってるやつ」

　肝臓はすかさず OK します。

　「うちに回してくれたら解毒して代わりに捨ててやるよ」

　脾臓からの静脈血ルート（脾静脈）を、まっすぐ心臓に帰還させずに、門脈に流し込んで、肝臓を通って心臓に戻す「寄り道」をさせます。

　脾臓から肝臓へ寄り道することで、②使用済みのヘモグロビンを廃棄するための処理が行われます。

　有名なヘモグロビンは赤血球に含まれている物質です。このヘモグロビンはざっくりいうと「鉄製の部品」です。原料である鉄は、人体の中では作ることができません（あなたが精巧なアンドロイドであれば話は別ですが）。普通の人間は、鉄パイプを直接かじったりはせずに、動植物を食べることで中に含まれている鉄を取り込んでいます。タンパク質や脂肪に比べると、金属を吸収するにはコツが必要で……まあ、つまりは結構な手間をかけて鉄を補給していま

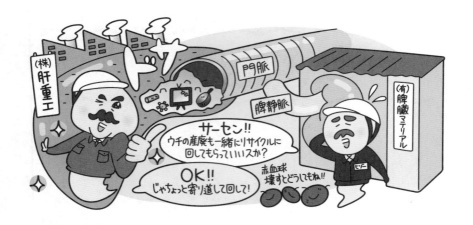

す。これによって超・貴重な物質ヘモグロビンをつくることで、人体は酸素の受け渡しという「細かすぎる仕事」を見事にこなします。

　……ところが、このヘモグロビン、便利すぎる物質なのですけれども弱点というか毒性がありまして、「取扱注意」のシールを貼らなければいけません。赤血球の中にきちんと組み込まれていればよいのですが、赤血球の寿命が尽きた後に中身のヘモグロビンをそのまま血液内に捨ててしまうと、けっこうヤバイことになります（まわりの細胞に酸化ストレスを与える）。

　そこで、人体ではこの取扱注意ヘモグロビンを捨てるのに、ちょっとした工夫をしています。どうしているかというと、脾臓で赤血球を壊したあと、ヘモグロビンを取り出したらすぐに、間接ビリルビンという別の物質に変えてしまうのです（途中ビリベルジンという物質を通り過ぎますが、そこはまあいいです）。間接ビリルビンの毒性はヘモグロビンほど高くないので、こいつを尿なり便なりに捨ててしまえばゴミ処理は完了。

　ただし、間接ビリルビンは水に溶けません。水に溶けないものを尿とか便に混ぜて体外に捨てるのは難しいのです（尿道にひっかかることを想像してください。痛いです。想像するだけでいやでしょ

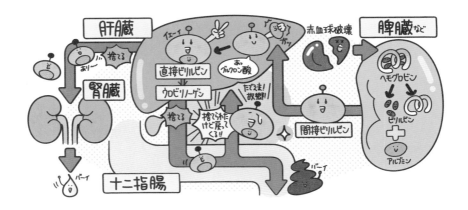

う）。水に溶ける物質に加工して捨てる必要があります。

　私たち人間は、社会において、ゴミを「燃えるゴミ」「燃えない
ゴミ」「リサイクル可能なゴミ」みたいに分別しています。一方、
人体においては、**「水に溶けるゴミ」「水に溶けないゴミ」「リサイ
クル可能なゴミ」みたいな分別規則があるのです**。ヘモグロビンの
毒性を弱めた間接ビリルビンは、「水に溶けないゴミ」。これを「水
に溶けるゴミ」に変えなければいけません。こんなめんどくさい作
業、脾臓ではできませんが、肝臓が「俺にまかせろ」とばかりに手
を上げます。さすが人体最大の加工工場。

　肝臓にはすでに、**門脈という物資搬入用ルート**ができあがってい
ますので、脾臓は門脈を利用して「水に溶けないゴミ」を肝臓に運
び入れます。まずは脾臓の中で間接ビリルビンをアルブミンという
タンパクにくっつけてから、肝臓に向けて放流。たどりついた肝臓
で、間接ビリルビンから、直接ビリルビンという新たな部品を作り
上げます。こいつは水に溶けますので、直接ビリルビンを肝臓で作
っている「胆汁」に溶かし込むことができます。あとは胆汁ごと、
十二指腸内に捨ててしまえばゴミ処理は完了。

　循環システム、めちゃくちゃ活用されてます。

ところで、十二指腸に捨てられた直接ビリルビン、そのまま便となって排泄されるかというと、じつはまだ続きがあります。

　直接ビリルビンは腸内細菌の出す酵素によってウロビリノーゲンという物質に変わります。まあこのへんはマニアックなので「へー」くらいでいいのですが、このウロビリノーゲンの行く先を調べてみると、基本的には大便に混ざって捨てられているのですけれども、一部はなんとまた肝臓に戻ってくるのです。

　なんで？　捨てたんじゃないの？　別れたパートナーの歯ブラシを捨てたはずが、郵便受けにまた歯ブラシが入っている？　ホラーです。なぜ一度捨てたはずのものが再び肝臓に帰ってくるのか？

　直接ビリルビンを腸管内に捨てる際に、胆汁に混ぜましたね。この胆汁は、別にゴミ捨てのためだけに作られた物質ではなく、ちゃんと機能があります。**胆汁は、腸の中に流れている脂肪を体に取り込む手助けをしています。**食物中の脂肪はそのままだと水に溶けず、吸収効率が悪いです。ラーメンのスープにアブラが溶けずに浮いているのと一緒です。胆汁の主成分は胆汁酸と言いまして、いわゆる「水に溶けるコレステロール」でできています。この胆汁酸が脂肪にくっつくと、本来水に溶けないはずの脂肪を水に溶かすことができ、腸から効率よく吸収できます。

　肝臓から排出された胆汁は、腸の中で脂肪とくっついて、脂肪と一緒に体内にあらためて吸収され、門脈を通って肝臓に運ばれます。このとき、捨てたはずの直接ビリルビン(→ウロビリノーゲン)が、肝臓の中に帰ってくるわけです。おかえり。

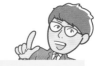

　人体の循環システムは血液を用いていますので、水に溶けない物質を扱うのが少し苦手です。ですから、水に溶けない物質を捨てるときも、吸収するときも、運搬するときも、必ず工夫をしています。間接ビリルビンをアルブミンとくっつけるのも、間接ビリルビンを直接ビリルビンに加工するのも、脂肪を胆汁酸とくっつけるのも、すべて「水に溶けない物質を扱うため」です。

　なお、間接ビリルビンをアルブミンとくっつけたままにしておけば水に溶けるし、捨てるのも簡単なんじゃないの？　という疑問をおもちの方もいるでしょうが、アルブミンは体の中での使い道が多く、間接ビリルビンを捨てるためだけに「抱き合わせ」にして捨ててしまうのはもったいないのです。

　ウロビリノーゲンの大部分は便に混じって体外に排出されます。ウロビリノーゲン自体は無色ですが、便の中で最終的にステルコビリンという茶色の物質に変化します。これが便の色の原因となります。

　「えっ、そこまでマニアックな知識が必要なの？　便の色なんてどうでもいいんだけど？」という困惑した声が聞こえてきそうですね。どうもすみません。でもこの知識、意外と役に立ちます。「便の色が変わる病気」があることを思い出してほしいのです。

　患者の便が灰白色っぽくなることがあります。便の色は直接ビリルビン由来なので、便に色がついていないということは、「うまく直接ビリルビンがつくられていない」か、あるいは「直接ビリルビンを胆汁の中に入れるのに失敗している」のだろうと考えます。いずれも肝臓に病気がある際に起こる病態です（ただし新生児はまた別）。直接ビリルビンを作るのも、直接ビリルビンを胆汁に混ぜて捨てるのも、肝臓の役割ですからね。

　正常のメカニズムを知ることで、病気をより深く知ろう、というのが病理学の基本姿勢です。病気のとき、なぜこういう症状が出るのか、なぜこのような検査値になるのか、なぜ便の色が変わるのか、

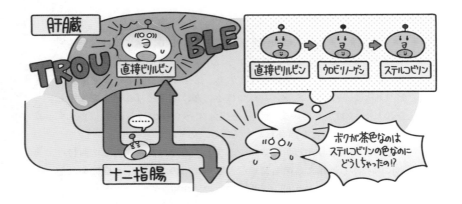

と考えるためには、正常のメカニズムをきちんと知っていたほうが
いいのです。そのため、一般的な病理学の教科書は、半分くらいは
病の理ではなく、正常の体について書かれています。

　蛇足ですが、本章で私がビリベルジンとかウロビリノーゲン、ス
テルコビリンをあまり熱心に説明せず、間接ビリルビンと直接ビリ
ルビンだけを太字にしているのには理由があります。それは、この
２つが血液検査で測定できるからです。血中の間接ビリルビンが上
昇したり、直接ビリルビンが上昇したりすることがあります。それ
ぞれ体内でどのような病態が進行しているかを予測することができ
ます。

　まず、間接ビリルビンが上がるのはどういうときか。
　赤血球を壊してヘモグロビンを取り出したあと、「取扱注意」で
あるヘモグロビンからすぐに作り上げられるのが間接ビリルビンで
す。つまり、間接ビリルビンが増えるというのは、**「赤血球がいっ
ぱい壊れている」**ということを意味します。
　溶血といわれる病態があると、間接ビリルビンが上昇します。激
しい運動をして足の裏で赤血球がつぶされる、というのが有名です
が、ほかにも、一部の感染症（赤血球を攻撃するタイプの菌がいま
す。マンガ『はたらく細胞』〔講談社〕では赤血球ちゃんが菌に襲わ

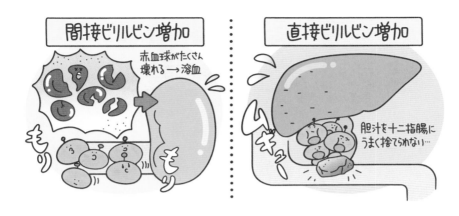

れます)、大量の輸血をしたあと(輸血した赤血球は寿命が短く、一気に壊れやすい)、不完全な赤血球が作られる病態(大球性貧血など)などで赤血球が破壊され、間接ビリルビンが上昇します。

次に、直接ビリルビンが上がるのはどういうときか。

すでに肝臓で直接ビリルビンを作り終わっていることが前提条件です。直接ビリルビンを作り終わったあとに、胆汁をうまく十二指腸内に捨てられないと、直接ビリルビンが肝臓内にたまり、血管内にも漏れ出してしまうことになります。具体的には胆道の閉塞。胆石とか、胆管がんとか、胆管炎などさまざまな理由で胆管が塞がってしまっていると、

胆汁を消化管内に放出できない→肝臓内に胆汁が充満→直接ビリルビンが血中に漏れる

が起こり得ます。

そうそう、肝臓という工場の中に炎症が起こると、最終加工前の間接ビリルビンも、加工後の直接ビリルビンも上昇してしまうことがあります。ウイルス性肝炎や自己免疫性肝炎、薬物、アルコールなどによって工場に火が放たれたとき、間接・直接ビリルビンがともに上昇する場合があります。

循環システムの利用　その③
水に溶けるゴミを捨てる

　水に溶けないゴミや毒性の強いゴミは、肝臓に運んで処理してもらいました。でも水に溶けるゴミならそんな手間をかけなくても大丈夫。溶けるゴミは、さっさと血液に混ぜて流して、捨ててしまいましょう。

　でも、ちょっと待ってください。第1章でみたように、人体は、とても複雑な壁を作って自分とそれ以外とを区別しています。敵をはじき返して栄養だけを吸収するために、入り組んだ通路を用意し、ゲートを設けて、スタッフ専用パスやチケットのチェックを行って……。これだけ厳重な管理を「入り口」については行っておいて、「ゴミ捨て口」がガバガバ、というのはちょっとまずいですよね。出口も入り口と同じように、きちんと管理するべきです。

　この、きちんと管理された「水に溶けるゴミ排出口」というのが、ほかならぬ、腎臓です。

　腎臓には腎動脈から動脈血が流れ込みます。腎臓はそれほど大きな臓器ではなく、サイズとしてはiPhoneくらい、重さとしてもiPhoneくらい、つまりはiPhoneなんですが（ひどい）、左右2つのiPhoneには、心臓から大動脈に送り出される血液の約1/5が常に流れ込んでいます。ものすごい血流量です。なぜそんなに腎臓を特別扱いするのかというと、それは、腎臓が**循環システムそのものをメンテナンスする臓器**だからです。血液をきれいにし、かつ、血液の量や、血圧の調節まで行っています。

　人体に起こりうるトラブルとして、一番深刻なのは何だと思いますか？

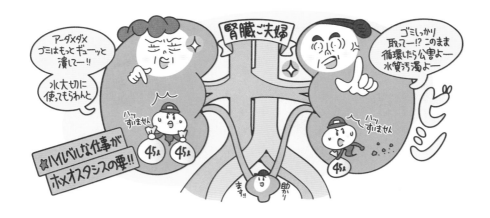

　循環システムの水が汚れたらヤバい。

　なによりもまず、これ。酸素だけでなくさまざまな物質を運ぶのに血液をフル稼働させていますからね。水(血液)は、定期的に浄化しなければいけません。一番簡単な方法はなんでしょう。

　常に一定量の水を捨てて、代わりに新しい水を補充する。

　これが最もシンプルです。私たちは、水を飲んでご飯を食べて、おしっこをします。常に新しい水分を外部から取り入れ、新陳代謝に使い、細胞をうるおし、古くなった血液を腎臓という強力な下水処理装置に流し込んで、定期的に浄化・排水しているのです。

　定期的に水を捨てるメリットは、「水に溶けるゴミも一緒に捨てることができること」。これはとても便利です。一方で、デメリットもあります。捨てすぎて血液が足りなくなったら、その時点で人体のあらゆるシステムがストップしてしまいます。捨てすぎだけは避けなければいけません。このため、腎臓はものすごく繊細なつくりをしていて、水に溶けるゴミをなるべく濃縮し、ごく少量の水分の中に不要なものを叩き込んで、体外に捨てる水分量をなるべく減らすように作られています。腎臓の中には１分間に１リットル(！)

という大量の血液が常に流れ込んでいますが、おしっこは数時間に一度、数百ミリリットルしか出ませんよね。それだけ、成分を圧縮して、水分を無駄に捨てないように気を遣っているということになります。

このきわめて高機能な腎臓が壊れると、循環システムはそうとうまずいことになります。本書では腎不全をあまり詳しく扱いませんが、以下のキーフレーズだけは覚えておいてください。

尿にゴミ以外のものが漏れはじめたら生命はそうとうヤバい。
尿が出なくなったら本気でまずい。

iPhone よりはるかに精巧な腎臓は、めったなことでは壊れません。逆にいうと、壊れたときにはあっという間に**ホメオスタれなくなります**。体の中に水溶性の毒物がたまる尿毒症になったり、血液の量がおかしくなったり、血圧が狂ったりします。また、逆に、体内の循環システムがいかれたときに鋭敏に反応するのも腎臓です。

「これがカンジンなんだよ」というときの「カンジン」は漢字で書くと「肝腎」もしくは「肝心」です。肝臓と心臓と腎臓、この3つは人体の循環システムを維持する最重要スリーマンセルなのです。

循環システムの利用　その④
免疫担当細胞

　全身をぐるぐる回る循環システムには、全身のトラブルを監視する免疫担当細胞が配備されています。どこに敵が入って来てもすぐに排除できるようにです。有名なのは白血球。こいつは体内における警察官そのものですが、得意とする戦法や戦う相手によってさらに細かく分業をしています。

　白血球のうち一番多いのが好中球。次に多いのがリンパ球。リンパ球は突撃型(T)と爆撃型(B)に分かれます。……Tは突撃のT、Bは爆撃のBというのは私が勝手に考えた覚え方であり、正式な略称ではありませんので、あまり外では使わないほうがいいですよ！

　突撃型(T)にはさらに「自分で突撃(キラーT)」「仲間を突撃させたい(ヘルパーT)」などが含まれています。細かい違いはあるのですが、基本的には、好中球と同じように、直接敵に向かって殴りかかっていくのがT細胞です。これに対して、爆撃型のB細胞は、

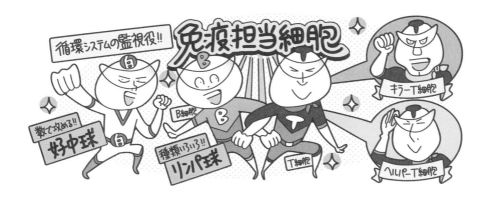

抗体を産生して敵にぶっかけます。このあたり、多くの医療系学生さんを悩ませていることでしょうが、Ｔは突撃、Ｂは爆撃と覚えておくだけでもだいぶ違うと思います。

　免疫の詳しい話は、それだけで何冊も教科書が書けてしまうほど奥が深いのですが、ここでは病理学の基礎として、以下のことを覚えておきましょう。

　免疫細胞には、次のようなタイプがあります。
①直接外敵に殴りかかるタイプ(好中球やＴ細胞など)
②抗体を作って敵を攻撃するタイプ(Ｂ細胞)
③外敵の様子を探って他の免疫細胞たちに情報を教えるスパイのようなタイプ(マクロファージ、樹状細胞など)

　都市の例えにあてはめると、①は警棒を持って巡回している警察官で足が速い、②はスナイパータイプで出動はやや遅いが敵との相性がハマるととても強い、③はサポート役で知性派で、警察ドラマだと犯人逮捕のカギを握る頭脳タイプ……となります。

　なお、以上をイメージするにあたっては、講談社の『はたらく細胞』はとても便利です。私はある看護学校で病理学の講師をしていますが、学校の図書室に全６巻分を５冊ずつ寄付して、毎年看護学生に課題図書として読んでもらい、期末試験にも「『はたらく細胞』に出てきたキャラから２名を選び、キャラの描写と実際の人体における免疫細胞とを対比させて説明しなさい」という問題を出しています。一読をおすすめしますよ。

　これらの免疫担当細胞たちが実際にどのようにはたらいているか、すなわち炎症については、後の章でもう少し詳しくご説明します。

循環システムの利用　その⑤
循環システムを補修するやつら

　循環システムはあまりに便利すぎて、本当にさまざまな機能をもった細胞が血液に乗っかって移動しています。さらに、腸管からの栄養を肝臓まで運ぶだけではなく、肝臓で「素材」から精製された「加工製品」を全身に運ぶのも血液です。ヘモグロビンの処理の項で触れたように、水に溶けるゴミも流れていましたね。

　これだけ便利なシステムですから、**循環システムにキズがつくと大変なことになります**。私たちが体をどこかにぶつけて青たんができたり、カッターで指先を切って血が出たりするとき、そこは「循環システムが壊れた状態」になっています。たとえ小さな血管であっても、キズがついたらすぐに治さなければいけません。穴があいたら塞がなければいけません。

　そのため、血液の中には、「もし血管にキズがついたらすぐになんとかするための物質」が大量に流れています。有名なのは血小板ですが、ほかにも、かさぶたを作るためのタンパク質（フィブリノーゲン）が水に溶けた状態で潜んでいます。

　これらはキズを見つけるとただちに仕事を始めます。しかし、キズを塞ぐといっても、あまり大げさに塞いでしまって血流自体を止めてしまってはいけません。血管の修理においてはいつだって「ほどよい修復」が求められています。このバランスを、物言わぬ血球やタンパク質たちが互いに連絡をとり合いながら見事に達成していくのは、ほとんど芸術です。

　以上の**創傷治癒**と、凝固・線溶についても、この後の章できちんと説明しましょう。先ほどの「炎症」とあわせて説明する章を設けます。

循環システムの利用　その⑥
ホルモン・サイトカイン

　もうこれだけ活用すれば十分だろ、と思いたいところなのですが、人体の貪欲さというのは本当にきりがありません。以上の機能に加えて、循環システムには「報告・連絡・相談（ほう・れん・そう）」のはたらきが備わっているのです。

　人体にある臓器というのは、それぞれ単独でも非常に繊細な仕事をします。しかし、それ以上に、複数の臓器が連携して仕事をすることで、大きな成果を挙げることができます。例えば、食べ物を食べるタイミングと、胃酸や腸液の分泌タイミング、消化管の蠕動、栄養の吸収、吸収した栄養の代謝などは、すべて一連の流れのなかで行ったほうが効率的です。

　となると、臓器の役割同士を結びつける「連絡役」が必要となります。部署ごとに連携をとるべきなのです。臓器同士がスマホでやりとりをするわけにはいきませんので、さて、どうやって連絡をとりましょうか。

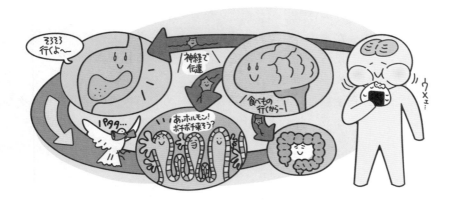

その役割の一部は脳が担います。全身に伸ばした神経を用いて、あちこちの臓器にいっせいに指令を送るしくみをもっています（交感神経が有名）。脳は、人体という都市の最高司令室ですので、臓器への連絡においてもかなりの権力を握っています。

　ただ、脳の指令だけで全身の臓器が連携をとり合っているわけではありません。臓器同士・細胞同士もまた、相互に連絡をとり合っています。この連絡に用いられるのがホルモンであり、またサイトカインやケモカインといった化学伝達物質です。化学伝達物質の多くは血流に乗って、全身のあちこちに配達されます。

　ホルモンを分泌する臓器については、この章のすぐ後に、あらためて解説します。

はじめまして
病理学

第 5 章

血管をめざせ！ミクロの探検隊

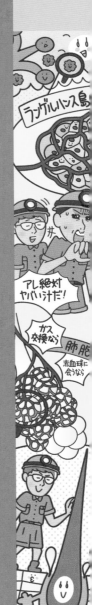

皮膚の上から
体内の冒険をはじめよう

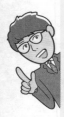

- 壁で取り囲んで、「ここからここまでが町である」と境界をはっきりさせる。
- 町の内部には細かく道路が配備されており、町に住む人々は道路をぐるぐる循環する宅配業者から酸素を受け取っている（循環システム）。
- 栄養の運搬やゴミ処理、警備員、道路の補修、部署同士の連絡にも循環システムを利用している。

以上がここまでのまとめになります。

なんとなくイメージがつかめてきたでしょうか。内外の境界をしっかり分けて、循環システムで細かくメンテナンスするというのが人体の基本です。

これらを念頭に置いて、内外の境界と血管の配置をもう少し詳しくみていこうと思います。

私たちは今からミクロの探検隊となります。スモールライトで自分を小さくしましょう。サイズとしては……そうですね……身長を1mmくらいにしましょうか。そして、足の裏には、強力な吸盤をつけます。壁でも天井でも歩けるようにしておくと便利ですから。

さあ探検をはじめますよ。

1mmに縮んだ私たちは、まず、人体の外側を歩きます。

人間の体の一番外は皮膚です。皮膚の上を歩きましょう。皮膚はぴったり隙間なく敷き詰められたレンガ、あるいはジグソーパズルのような構造をしています。細胞の名前は扁平上皮。水も漏らしません。しかし、あちこちに毛が生えており、毛穴の部分からは汗が

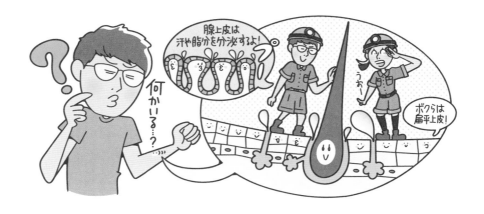

浸み出してきています。

「外分泌」をしています。

　皮膚をきっちり隙間のない扁平上皮だけで埋め尽くしてしまうと、敵をすべてシャットアウトできる代わりに、汗を外に出すこともできません。そこで、毛穴の一部を扁平上皮ではない細胞に変えておきます。汗腺や汗管には腺上皮が存在し、汗の分泌を担当するのです。脂分を分泌する脂腺細胞も、腺上皮の一種です。

　外分泌は体のあちこちにみられる「便利システム」。扁平上皮がいかに強固な壁を作っていても、乾燥でひび割れてしまっては困りますし、一部の病原性細菌や真菌が皮膚の表面に棲み着かれるのも困ります。そこで、壁を固くするだけではなく、汗を**分泌**することで、壁の表面（粘膜）に潤いを与えたり、体に害のない常在菌に栄養を与えて病原性の微生物を追い出したりすることができます。また、体の熱を下げる役割は有名ですね。ただし汗は体温調節だけではなく、環境維持のためにさまざまな役割を担っているということも知っておいてください。

　皮膚を歩いていると、体に大きな洞窟のような通路がいくつかあいています。私たちは今、とても小さいですから、どの穴からでも入り込むことができる状態です。ただしこれは、細菌などの微生物

にとっても同じですよね。これに対抗して、例えば鼻の穴では外分泌によって出た液ごと敵を洗い流すシステムがあります。**鼻水**のことですよ。

　どこから人体内に入ってもよいですが、ひとまず、口から中に入ります。歯に粉砕されないように気をつけてください。口の中は皮膚と同じように扁平上皮で覆われていますが、皮膚と違って角化はきたしていませんので、皮膚に比べると少しつるつるしています。壁の奥には血管が透けて見えますが、表面を歩いている私たちはその血管に触れることはできません。

　口の中をペンライトで照らしてよくよく見てみると、舌の裏や歯茎の根元などに無数の穴が空いていることに気づきます。これは、よっぽど近づいてみないとまずわかりません。穴の奥からは時折、唾液が噴き出してきます。唾液腺が唾液を排出するダクト（導管）だったのです。皮膚の上を歩いていたとき、扁平上皮という固い壁の隙間に設けられた毛穴があり、汗管から汗が分泌されていましたが、口の中にも似たような構造があるのです。**外分泌の基本構造**を以下に示します。

腺房細胞が分泌液を作る→粘膜の隙間に導管を開口させて分泌する

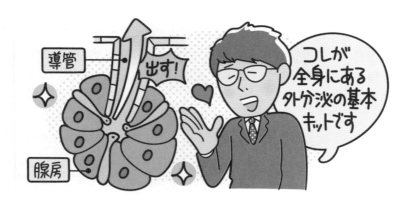

唾液の中には、食物中に含まれている炭水化物を処理させる成分が含まれています。タンパク質や脂質は胃腸でゆっくりと処理をするのですが、炭水化物だけは口の時点で早くも処理を始めているということになります。それだけ炭水化物というのはエネルギーとして重要視されているということです。炭水化物の吸収効率を高めれば高めるほど、生命が生き延びるうえでは有利だったのでしょう。

　唾液腺や導管はいずれも腺上皮で作られていますが、これらは扁平上皮に比べると防御が甘いです。ですから、粘膜を覆う細胞面積としては扁平上皮のほうがはるかに広く、腺上皮はぽつりぽつりと穴の部分に限定しているにすぎません。皮膚の扁平上皮と毛穴の関係と一緒です。

　まだまだ体の外から侵入する雑菌が多く見られる場所ですので、穴などあけずに防御に徹するという手もあったのでしょうが、人体は、口の中でも扁平上皮にところどころ穴をあけて腺上皮から外分泌するほうのやりかたを選びました。侵入のリスクを冒してでも、機能を増やすほうを選んだということ。

　そこまでして穴をあけたからには、何種類にも活用しようとします。循環システムのところでも書きましたけれど、**人体は、１つのシステムを１つの目的だけにはまず使いません。**何種類も使い回しをします。すなわち、唾液にも複数の役割があります。

　唾液は単純に消化を助ける酵素だけではなく、雑菌を倒す酵素をも含んでいます。また、口の中を乾燥から守り、食べ物を食道にスムースに押し出す潤滑の役割を果たしますし、食べ物の中に含まれている味の成分を効率的に味蕾に運ぶ役割も担っています。おまけに歯の保護や修復まで行っているのです。「せっかく穴をあけたんだからとことん活用してやるぜ！」という気合いが感じられます。

　さあ、先に進みましょう。私たちは食道を落っこちていきます。胃には胃酸や粘液が分泌されており、きちんと準備をしていなけれ

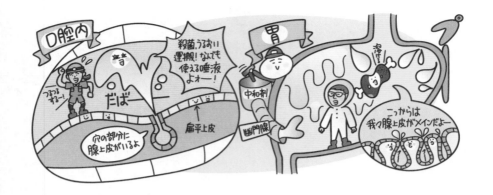

ば溶かされてしまいます。もちろんあなたは防護服を着ています
ね？　そんな話聞いていなかった？　ごめんなさい、私は着ていま
す。ではあなたはここで溶けてください。いやー説明を忘れていて
すみません。失敬失敬。

　溶けずに済んだ私は、じっくりと胃の中を見渡します。食道から
胃に入った時点で、表面を覆っていた扁平上皮がいなくなっており、
かわりに腺上皮が床を覆っています。石畳の通路を歩いていて広い
ところに出たら芝生に変わっていた、というイメージです。

　腺上皮は分泌や吸収に特化した細胞で、扁平上皮ほどの防御力は
ありません。そのかわり、胃では胃酸や粘液が大量に分泌されてい
ますので、たいていの敵が生きていける環境ではありません。この
あと胃より先にある通路はいずれも、防御力よりも機能を重視して
床や壁紙が腺上皮で覆われています。

　胃では大量の腺上皮（胃底腺）から、胃酸や消化酵素であるペプシ
ンが分泌されます。胃酸から胃壁を保護する粘液も分泌されていま
す。扁平上皮がいなくなって腺上皮が床を覆うと、これほどまでに
外分泌が活発になるのかと私たちは驚きます。

　胃酸によって食べ物が砕かれ、十二指腸に送られます。胃酸の
pH は 1 に近い強酸ですので、胃酸と食べ物をそのまま十二指腸に
送り込むと、十二指腸の壁が溶けてしまいます。これを防ぐために、
胃の出口（幽門輪）付近や十二指腸においては、胃酸を中和する粘液

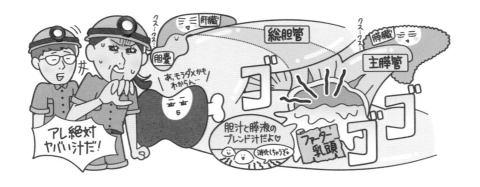

が作られています。中和粘液は、胃では「幽門腺」から分泌され、
十二指腸では「ブルンナー腺」から分泌されます。腺上皮は本当に
種類が多いです。

　食べ物と一緒に十二指腸に向かいましょう。十二指腸内では、消
化酵素が私たちを出迎えます。十二指腸にはファーター乳頭という
火山のような構造があり、中からドカドカ消化液が出てきます。私
たちはそれを見て、汗とか唾液のときと似ているなあ、と思います。
「噴出口がある、外分泌がされている」。
　十二指腸の壁そのものは扁平上皮ではなく腺上皮（絨毛陰窩上皮）
で覆われているので、壁自身も分泌能力があります。しかし、そん
な泉のような細胞の中に、明らかに「分泌する気まんまんの噴出
口」として存在感を放っているのがファーター乳頭です。きっと、
そこらへんの腺上皮では分泌できないような絶対ヤバい汁……高機
能な消化酵素が出てくるんだろうな、と、私たちは少しあとずさり
をします。

　じつはその予想は正しいのです。
　ファーター乳頭の先には延々と通路が広がっており、最終的に、
大規模な外分泌臓器につながります。通路は途中で二手にわかれて
います。通路の一方は総胆管と呼ばれ、もう一方は主膵管と呼ばれ
ます。総胆管の先には肝臓が、主膵管の先には膵臓が待っています

（というか主膵管は膵臓に取り囲まれています）。そう、**ファーター乳頭とは、肝臓と膵臓からの外分泌マグマを一気に十二指腸内に噴き出させる火山**だったのです。

　総胆管は体の中を上方向に進んで、肝臓の手前で胆嚢（たんのう）という休憩スペースに分岐しつつ、最後には肝臓の中で肝内胆管となって、無数に分岐し、毛細胆管という数 μ m 程度のごく微小なパイプ（マイクロメートル）につながり、肝細胞のすぐ脇を走行し、肝細胞が作った胆汁を流し込まれます。

　主膵管は体の中をナナメ上方向に進んで、膵臓の中で細かく分枝し、膵腺房から膵液を流し込まれます。

　胆汁・膵液はいずれも「外分泌」によって、肝臓や膵臓から管を通り、ファーター乳頭から十二指腸へ分泌されています。汗や唾液と構造的にはまったく同じですね。胆汁は前述したように、**ビリルビンを捨てるゴミ捨ての役割**ももちますし、**脂肪の吸収を助ける役割**ももっています。膵液は**タンパク質を分解するかなり強力な酵素**を含んでいます。

　探検している私は、ふと、悪いことを考えつきました。

　「武器を持って総胆管や主膵管を駆け上がっていけば、きっと肝臓や膵臓に直接攻撃をすることができるなあ」

　なにせ、防御最強の扁平上皮はもういませんし、腺上皮は防御には向いていませんからね。けれども、ファーター乳頭からは胆汁や膵液がドクンドクンと出てきます。この川の流れを逆流することはなかなか難しいだろうな、というのが見てわかります。正常の人体で水流がきちんと保たれている間は、敵が侵入する心配はあまりなさそうです。

　でも、もしこの流れがせき止められて、胆汁や膵液が滞留するようなことがあれば、「流れの悪い川が汚く汚れるかのように」、よくないことが起こります。

例えば胆管結石や膵石が存在すると、消化酵素が管の中で渋滞を起こします。渋滞が続くと消化酵素がまわりを壊し始めます。流れが悪くなった管の中には消化管内から細菌が侵入し、感染症を起こしてしまうことがあります（上行感染）。私たちは、ファーター乳頭からドクドクと流れ出す消化液を眺めながら、**これが流れ続けていることにも立派な意味があるのだな、流れがある限りは防御力が保たれているのだなあ**と、妙に納得するのです。

　寄り道はこの辺にして、十二指腸に戻りましょう。十二指腸で胆汁や膵液と混ざり合った食物たちは、次々と「吸収向きの形態」に変わっていきます。食物と一緒に先に進むと、空腸では「芝生」の丈が高くなって、よりはっきりした絨毛状に見えます。わさわさと茂っています。映画『風の谷のナウシカ』のラストシーンでナウシカが王蟲の上を歩いているときのような気分になって、さらに奥に進んでいきましょう。

　よく見ると、絨毛の表面には乳酸菌などの「常在菌」たちが生息しています。その数はあまりに膨大で、私たちは思わずひるんでしまいますが、彼らは流れてくる食べ物たちを少しくすねたり、ときにはその栄養を少し変化させて、人体が吸収するのに役立つ形に変えたりしています。驚きます。この居候たちは、人体にとってはむしろ有益なのではないか。

　はたと気づきます。

　「細菌たちが人体にとって有益だと知っているからこそ、人体はこいつらを排除しようとしないのだろうなあ」

　人体は、かなりしっかりと壁を設けて内外を区別していますが、壁にとりつく菌たちすべてを排除しようとはしていません。**壁の外側の住人たちにも敬意を払い、うまく共生をするしたたかさをもっているのです。**

外分泌系と内分泌系が
入り交じる膵臓

　私たちは、皮膚の上からずーっと、体の表面を歩いてきました。時折、穴から外分泌される液体を頭からかぶったりはしていますが、幸い、防護服のおかげで、消化液にやられたり、吸収されたりはしていません。そして、「上皮の向こう側」には侵入しないまま、お散歩を続けています。

　小腸や大腸の、粘膜の向こうをぼうっと眺めてみると、半透明な粘膜の向こう側に毛細血管がみられ、中には赤血球が流れています。粘膜のこちら側から手を伸ばしても、絶対に血管には触れられません。トンネルの中をだいぶ進んできましたが、私たちがいるのはあくまで体の「外側」なのです。上皮によって隔てられた向こうには人体の「内部」があり、その中を血管が走行しています。

　私たちのいる体外と、血管の走っている体内とは絶対に交わりません。こちら側に血が吹き出てくるようなことはないのです。

　ふらふらと散歩していると、おもしろいことに気づきます。消化管の内部を歩いているだけでは絶対に見ることができない臓器があるのです。甲状腺や副腎とは、どうやっても出会えません。

　もし私が動物園を歩いていて、「この動物園にはおもしろい動物がまだあと4種類いるのですが、遊歩道からは絶対に見られません」と言われたらイラッとするでしょうね。けれども、体内ではそういうことが起こり得ます。**甲状腺や副腎は、消化管の内腔に管を開口させることがないため、消化管の中を歩いているだけではまったく関与することができません。**

　では、これらの臓器は体内で誰ともつながらずにポツンとたたずんでいるのかというと、そうではないのです。「消化管」には分泌

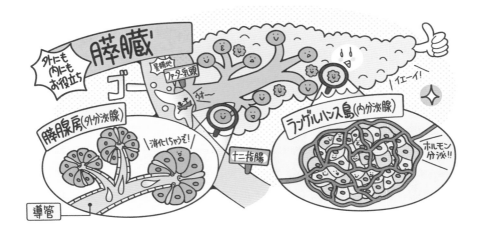

はしていませんが、「血管の中」に分泌をしています。これを内分泌と呼び、甲状腺や副腎のような臓器を内分泌臓器と呼びます。

甲状腺、副腎、膵臓の中にあるランゲルハンス島、下垂体。これらは、血管の中にホルモンを内分泌するための臓器であり、体外への外分泌を行いません。

いったん十二指腸に戻って、ファーター乳頭の中から主膵管を駆け上がり、膵臓の中に入っていきましょう。すると、膵管壁の向こう側に多数の膵腺房(外分泌腺)がみられます。膵腺房は膵液を作って、膵管に流し込んでいます。膵管と腺房は一部で連続していますので、私たちは膵腺房に触れることができます。

しかし、その膵腺房の隣に、小部屋のような構造がいくつか見えているのですが、この小部屋だけはどうやっても触ることができません。膵管の中から手を伸ばしても決して届かないのです。先ほどちょっとお話しした、「遊歩道を歩いていてはたどり着けない動物の檻」のようです。小部屋は、周囲を走っている血管にインスリンやグルカゴンなどのホルモンを「内分泌」しています。名前はランゲルハンス島。

膵臓には膵腺房・膵管という外分泌系と、ランゲルハンス島・血

管という内分泌系とが入り交じって同居しています。膵臓は、オモテの世界（外分泌）とウラの世界（内分泌）、両方に通じている、一筋縄ではいかない臓器だということがわかります。

　外分泌と内分泌、体内と体外を意識しながら、空腸から回腸、そして大腸を歩きましょう。大腸に入ると芝生の性状が変わり、絨毛ではなく細かい穴がたくさん開いた腺上皮の粘膜に変わります。
　ここでは、水分が吸収されていきます。一緒に歩いてきた食物たちが、なにやらひからびてきたような……。ちょっと急ぎましょう。肛門までたどり着いたら外に出ます。ひとまず体を十分に洗いましょう。まだ探検は続きますよ。

気管から肺へ向かう

　今度は鼻の穴から、肺に向かって足を進みましょう。今度は体のサイズが 1mm のままだと最後まで探検ができませんので、さらに 1/10 くらいのサイズ（0.1mm くらい）まで縮みます。風で飛ばされたら帰れなくなりますから、ご注意を。

　鼻の壁は扁平上皮で覆われており、鼻毛がいっぱい生えています。奥に進んでいくと、咽頭という部分に出ます。先ほどは、このまま咽頭を滑り落ちて食道に向かったのですが、じつはここに分かれ道があり、体の前方側に喉頭という別のルートが見えます。喉頭のほうへ進むとその先が気管になります。あっ、声帯を通り抜けるときには挟まれないように気をつけてください。

　気管は多列線毛上皮という「毛をもつ上皮」によって覆われています。線毛上皮の毛は、皮膚の毛や鼻毛よりもはるかに細かく、毛穴もはっきりせず、細胞の表面に直接生えているようです。時折、線毛上皮の間に分泌用の腺上皮が混じっており、そこから痰の素になる少量の粘液が分泌されています。この粘液にトラップされてしまうと、痰と一緒に体外に排出されてしまいますから、足をとられないようにしてください。

　先に進んでいくと、気管が左右に分岐して、肺の中へと導かれます。肺の中で気管支は細気管支、呼吸細気管支と激しく分岐を繰り返し、少しずつ道が狭く、かつ多くなっていきます。ブロッコリーの芯の中を進んでいるような気分になります。

　終末細気管支を通り過ぎた先に、肺胞という名前の小部屋があり

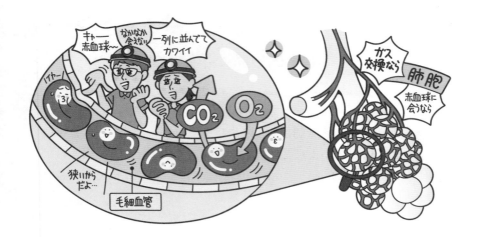

ます。行き止まりです。小部屋の壁は、腺上皮の一種である肺胞上皮という細胞によって裏打ちされています。肺胞上皮はほぼ隙間なく敷き詰められていますが、かなり薄くて、スッケスケです。向こう側には毛細血管が透けて見えます。毛細血管の中には赤血球が1個ずつ縦に並んで通過しているのがわかります。

　ああ、**今度も、壁の向こうには手を伸ばせません。**やはり血管には触れることができません。体内と体外の境界はあくまで万全です……。

　けれども、**酸素や二酸化炭素は、肺胞上皮の隙間を出入りすることができます！**　人体が呼吸をするたびに、肺胞内には新しい空気が満ち、毛細血管の中と「壁越しにガス交換」をします。赤血球がもつヘモグロビンが酸素を受け取り、逆に二酸化炭素は血液の中から浸み出て肺胞に排出されます。

　これが呼吸のしくみです。私たちは今回も、血管に触れることはできませんでしたが、酸素や二酸化炭素が壁をすり抜けているのを見て、よかったよかったと満足します。そして、心の中でちょっとだけ心配をするのです。

　「この壁が分厚くなったり、壁の中に水がたまったりしてしまう

と、ガス交換はうまくいかなくなるんだろうなあ……血管がこれだ
け壁にぴったりくっついて、今にも触れられそうなくらい近くにあ
るから、酸素や二酸化炭素はなんとか壁をすり抜けて血管を出入り
できるんだよなあ」

　そう、肺炎や心不全のときには、壁のすきまに水がたまったり、
炎症や線維化が起こって壁が厚くなることで、ガス交換がうまくい
かなくなるのです。そんな日がこないことを祈りながら、私たちは
もと来た道を引き返します。

　もと来た道を戻る最中、人体がタバコを吸いはじめたことに気づ
きます。通路が黒い煙に満たされて、私たちはパニックに陥ります。
これはたまりません。ゲッホゲッホ。
　タバコの煙に含まれる一酸化炭素が、肺胞からすかさず血中に移
行していきます。さまざまな刺激物が細気管支上皮を攻撃します。あ
あ、そこかしこで、壁の気道線毛上皮細胞が剥がれ落ちていきますよ。
あちらでも、こちらでも。だいぶダメージが加わっているようですね。

　しかし、人体の修復システムは優秀です。わりとすぐに、新しい
細胞が出現して、気道を覆います……が、もとあった気道線毛上皮
とは少々姿が変わっています。
　よく見るとこれは気道線毛上皮ではなくて、扁平上皮です。皮膚
とか口の中とか食道などにみられた、防御力最強の細胞がこんなと
ころに出現しました。
　……なるほど。

　タバコによって細胞が剥がされたので、人体は「より防御力の強
い細胞」を動員したのでしょう。もともと、気道線毛上皮だった場
所が、扁平上皮に「生え替わって」しまいました。これを扁平上皮
化生といいます。
　扁平上皮化生によって、壁の防御力自体は上がりましたが、線毛

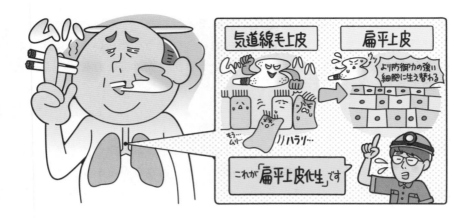

という機能を1つ失ってしまいました。細胞の脱落と再生を繰り返す「細胞工場」はフル回転して、少しくたびれてしまったようにもみえます。ダメージの色は隠せません。タバコさえなければこんな急激な細胞の生まれ変わりや補充は必要なかったのにな……と残念な気持ちになりながら、私たちは気道をたどって鼻の外に出てきました。でもまだ探検は終わりません。

尿道という穴を進む

　ほかにも穴があります。尿道と腟。これらもたどることにしましょう。私たちはじつに勤勉な探検家ですね。まずは尿道です。

　尿が流れてくると私たちは押し出されてしまいますから、尿が流れていないうちに急いで進みます。尿道の壁は扁平上皮に似ていますが、扁平上皮に比べると「伸縮が得意」という特徴があります。尿路上皮といいます。本質は扁平上皮と大して変わらないんですけれどね。

　尿道を歩いて行くと膀胱に到着しました。男性の場合は、膀胱の手前で、尿路上皮の隙間から前立腺液が分泌されています。精子が通過する際には前立腺液の量が増えて、精子が通りやすい環境を作るための手伝いがされます。

　膀胱内部も、尿道と同じように尿路上皮によって裏打ちされています。内部にたまる尿の量によって、膀胱は何倍にも伸縮します。ここがもし扁平上皮で裏打ちされていたとしたら、これほどの伸展性は保てなかったでしょう。ためしに顔の皮膚をひっぱってみてください。扁平上皮や皮下組織の伸展性がだいたいわかりますね。でも、膀胱の収縮はこんなもんじゃないです。

　膀胱からさらに上流へ、川をさかのぼるように進んでいきます。左右に尿管と呼ばれる細い管があり、片方を選んでのぼっていくと、腎盂に到着しました。この間、壁や床を覆っているのはずうっと尿路上皮です。腎盂の中も尿路上皮。どこまでも尿路上皮なんですね。腎盂には、腎臓で作られた尿が流れています。ほら、ぼうっとして

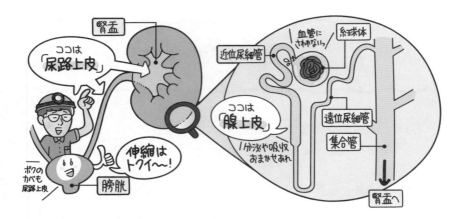

ると、尿に押し流されて尿管を通って膀胱へ逆戻りしてしまいます
よ。

　腎盂のさらに先、腎臓の実質方向へ向かっていくと……。

　尿細管が現れました。ここにきてようやく、尿路上皮がいなくな
ります。近位尿細管・遠位尿細管は腺上皮によって裏打ちされてい
ます。

　尿細管上皮は、尿路上皮や扁平上皮ほどの防御力がない代わりに、
分泌や吸収を得意とする腺上皮です。尿細管の中を尿が通る過程で、
尿は何度も「壁の向こう」とのやりとりを繰り返します。腎臓では
尿を作りますが、この尿は尿細管の中を進んでいるうちに幾度とな
く電解質などを再吸収（リサイクル）されます。「捨てようかと思っ
たけどやっぱり体の中に返して！」と言わんばかり。血液から本当
にいらないものだけを効率よく捨てるように、成分が細かく調整さ
れています。壁の外と中で物質をやりとりするには、やはり腺上皮
が一番便利です。消化管や肺のときと一緒ですね。

　尿細管の奥には糸球体があります。糸球体の中には、血管が渦を
巻いて存在しています。血液をここで濾過して、老廃物や古くなっ
た液体成分などを尿として放出します（まあ、放出しても、結局尿
細管のところで激しくリサイクルをされるのですが）。

尿道から膀胱、尿管、腎盂をたどり、尿細管を上行してまでやってきた私たち。糸球体でようやく血管に触れられるかと思いましたが……濾過フィルターに阻まれます。ここでも、あと一歩のところで、体内には入れず、血管の中にも入れませんでした。いいところまではたどり着いているんですけれど……。特に肺胞と糸球体では惜しかったなあと思います。目の前に血管があるところまでは来られました。**体外と体内の境界をあとちょっとで越えられそうでしたが、やはり人体は、そう簡単には血管の中にアプローチさせてはくれません。**

　このことはとても重要なのです。

　私たちがスモールライトを使って、必死で歩き回っても、直接血管の中に入ることはできませんでした。細菌にとっても、このことは変わりません。**人体がホメオスタっている限り、病原性の微生物は血管の中にはそう簡単には入れないのです。**
　でも、肺炎とか腎盂腎炎といった病気が悪化すると、血管の中に細菌が入ることがあります。ここまでみてきたように、壁が薄いですからね。
　あるいは、「最強の扁平上皮」がなんらかの形で破綻したら、そこから一気に体の中に悪者たちが入ってくることはあります。

　このように、細菌が血管の中に入るというのは、そう簡単には起こりませんが、深刻な異常事態です。この異常事態のことを一般に菌血症といいます。菌血症は、「敗血症」という状態につながる可能性がある、きわめて危ない状態です。「ミクロの私たちがどうがんばっても入れなかった血管の中に細菌が入るのはいかにもまずいなあ」という感覚をもってください。

腟の中で見るデジャブ、襲来する HPV に備えよ！

　さて、最後に腟の中に入ってみます。

　腟の壁は皮膚と同じ扁平上皮です。物理的な刺激に対して完璧な防御力を示す壁。吸収も分泌もほとんど必要ない場所では、扁平上皮が大活躍します。

　腟の先、奥まったスペースには、大砲のような形をした子宮が、砲塔をこちらに向けて配置されています。砲塔の先っぽの穴から中をのぞくと、狭い狭い通路が子宮の中に続いています。この狭い通路を子宮頸管と呼びます。子宮頸管をむりやり中に進んでいくと、あるところを過ぎた途端に、壁や床がフカフカとしたクッションに変わります。子宮内膜にたどり着いたのです。

　小さくなった私たちは子宮頸管をむりやり進んでいきましたが、細菌などがここをのぼっていくのはなかなか大変です。子宮頸管の壁に敷き詰められているのは扁平上皮ではなく腺上皮ですが、口径がかなり狭いですし、加えて腺上皮から粘液が分泌されています。ここで分泌されている粘液は、受精が必要な排卵直後のタイミング以外では子宮頸部の pH を弱酸性に保ち、雑菌を殺してくれます。

　「これなら安心かな……」と、私たちは腟に戻りました。するとそこに、外界から何やら敵がやってきたようです。ヒトパピローマウイルス（HPV）！　本来、ウイルス粒子というのは段違いに小さいのでいくらミクロの私たちであっても見ることはできませんが、この本では私たちは無敵の超能力者です（胃酸にも耐えました）。ですから普通に HPV を見ることができます。

　HPV は腟の奥までたどり着くと、子宮頸管の入口付近にとりつきます。ここで、人体との激しいバトルがはじまります。扁平上皮

として防御を固めている部分はそう簡単には打ち破られないのですが、扁平上皮が腺上皮に切り替わるところ……腟から子宮頸管に入る境目の部分(ジャンクション)は防御力が弱いのです。砲塔の先っぽのところですね。ここに激しく炎症が起こります。

すると……子宮頸管の腺上皮だった部分が、扁平上皮化生を起こします。HPVの引き起こす炎症に対して、防御力を上げようとしているのです。HPV感染を起こした状態が長く続くと、子宮頸管(大砲の内側)が先っぽから少しずつ扁平上皮に化生していきます。

私たちは肺で見た風景を思い出します。タバコの刺激によって、気道線毛上皮がダメージを受け、さらなるダメージを防ぐために体が防御力を上げようと化生を起こしましたね。子宮頸部においては、タバコの代わりにHPVが化生の原因となります。

私たちは小人になって、体の表面をあちこち探検し、穴という穴に潜入を試みました。壁……上皮の向こうには行くことはできず、血管にはどうやっても触れられませんでしたが、それでも、あちこちの通路にさまざまな細胞がいてはたらいていることがわかりました。特に、私たちが歩いていた場所は例外なく「上皮」が存在しました。上皮はいろいろな形態をとり、分業していました。

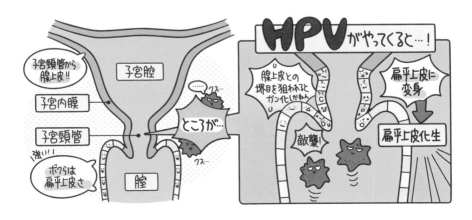

気道や腟など、一部においては、外部からの刺激によって「化生」と呼ばれる人体の防御反応が起こっていることもみることができましたね。タバコやHPVなど、外部からの刺激によってダメージ受けるのは、基本的に上皮です。上皮は新陳代謝のスピードが速いですし、化生などの「細胞の作り替え」も起こします。

第6章

復興は
ぼくらの願い

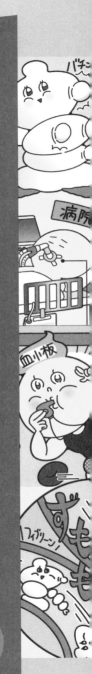

6

止血と創傷治癒

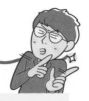

- 壁で取り囲んで、「ここからここまでが町である」と境界をはっきりさせる。
- 町の内部には細かく道路が配備されており、町に住む人々は道路をぐるぐる循環する宅配業者から酸素を受け取っている（循環システム）。
- 栄養の運搬やゴミ処理、警備員、道路の補修、部署同士の連絡にも循環システムを利用している。
- 町の外側からやってきた人は、そう簡単には町の中に入り込むことはできない。
- 内外の境界部には、さまざまな仕事をする働き者が存在する。

　ここまでをまとめました。人体の上をうろついているのが、いつもいつも私たちのようなお行儀のよいお客さんであればよいですが……。

　残念ながら、人体は常に、無数の刺激に囲まれています。ちょっとしたことで、私たちが歩いていた通路にはキズがつき、穴があきます。すると、どうなりますか？

①壁の中にあった血管が破綻して、大事な血液が外に漏れ出す。
②壁が壊れることで、人体の内部に敵が侵入する。

　①も②もマジでヤバい非常事態です。人体はただちに補修作業を行います。第6章では、上皮細胞の存在する部分にキズがついたときに、どのような補修が行われるか……止血と創傷治癒についてみていくことにします。

指先に、カッターで切りキズをつけてしまったとします。いてて。血が出ました。ここのところをぐっと拡大して、何が起こっているのかをしっかり見てみましょう。

　皮膚の扁平上皮が傷つけられ、その中や下に張り巡らされている毛細血管が破れます。すると血が出てきます。血液は、普段、外気に触れることがありません。外気どころか、血管の内側の壁（血管内皮）以外のものに触れることがまずないのです。
　循環システムはほぼ完全な閉鎖系で、血液は血管内皮以外のものに触れずに全身をぐるぐる回っています（※脾臓という例外がありますが、省略します）。このことを利用して、人体はあるしかけを施しています。

**　血液の中に、血管内皮以外のものに触れた瞬間に作動する止血部隊がいる**

のです。私がこのことを最初に知ったときには、大げさではなく声を上げてしまいました。「すごい！　血液という単なる液体に、そこまでの機能をもたせているなんて！」

　止血部隊の筆頭は血小板です。血小板は赤血球や白血球と同じように、血液の中をざぶざぶ泳いでいます。血管に穴があいて、血液が外部に露出した瞬間、血小板は凝集反応（集まっておしくらまんじゅうをする）を始めます。カタマリをつくって穴を塞ごうとするのです。
　そして、血小板はカタマリを作る際に、ホイッスルを吹きます。ピピー！
　このホイッスルによって、止血のプロセスが一気に動き始めます。

　「ホイッスル」は血小板がカタマリを作る際に、さまざまな因子を放出することの例えです。この因子が（メカニズムを発見した人

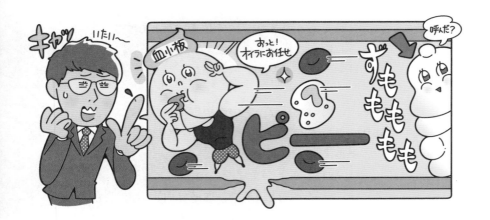

たちに殺意を覚えるほど）複雑な過程を経て、「高度の止血反応」を
引き起こします。

　余談ですが、ここでいう複雑な過程＝凝固・線溶における化学反
応は、とにかくスピードと正確性を求められます。血が出たときに
チンタラしてたら出血多量で死んでしまいますし、血が出ていない
のに止血なんかしたら、血栓症を起こしてやっぱり命に危険が及び
ます。
　そのため……かどうかはわかりませんが、凝固・線溶のメカニズ
ムは人体の他部位で発生している化学反応に比べてもかなり複雑で
す。「**ある化学反応でできた物質（代謝産物）がすぐに次の酵素反応
を担う**」という、ピタゴラスイッチ的な現象が起こっています。

止血の要
「合体フィブリンロボ」のしくみ

　「高度な止血反応」をすべて理解するのは大変ですが、要点はぜひ理解しておきましょう。血小板のホイッスルによって始まるピタゴラスイッチは、**「合体フィブリンロボ」** を作り上げます。

　普段、血液の中には、フィブリノーゲンという物質が溶け込んでいます（水に溶ける）。これが血小板のホイッスルを聞くとガシャンガシャンと合体して、フィブリンという合体ロボットになります。合体フィブリンロボは血液に溶けないため、血液からにじみ出てきます。コーヒーに溶かした砂糖が、あるとき角砂糖になってにじみ出てきたら大騒ぎになるでしょうが、血小板や凝固因子たちはこの手品をいとも簡単に成し遂げます。

　合体フィブリンロボは、合体を繰り返し、巨大なネット（編み目）を作ります。このネットが、血小板が塞いだ穴をより強固に塞ぎます。

　ちょっと想像してほしいことがあります。毛細血管の一部に穴があいたときに、フィブリンネットがガシャンガシャンとできあがっていくのはまあいいとして、そのネットを「ほどよい大きさで止める」しくみがないと、いろいろ困ることになります。だって、際限なくフィブリンネットが大きくなっていったら、血管の穴が塞がるどころか、血管自体が詰まってしまって、血流が途絶えてしまいますから。そんなことになったら本末転倒です。循環システムを止めてはいけません。流れを止めるな！

　フィブリンネットが血管の穴の補修を終えた後に、ネットを撤収する作業についても想像してください。合体フィブリンロボは仕事が終わったら分解して、また血液の中に溶け込んでもらわないと困

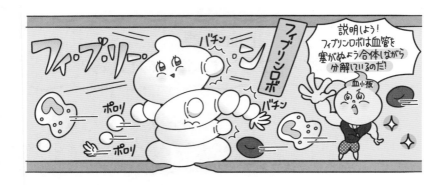

りfます。用が済んだら消えてくれ。同情しますが、仕方がありません。だって合体フィブリンロボがそのまま血液の中に残っていると、血流に乗って流れて、どこかに詰まってしまうかもしれませんから。血栓というやつです。

　合体フィブリンロボは、ほどよいサイズになるように合体してほしい。しかも、いつでも分解して血液に溶かせるようにしておきたい。これをまとめて解決するために、人体においては、合体フィブリンロボは**合体しながら同時に分解します**。

　「……は？　合体しながら分解？　なんのこっちゃ？」

と思った人もいるでしょう。

　例えば私が幼稚園児と遊んでいて、子どもを喜ばせるためにブロックを必死で組み上げているときに、園児ができたはしからブロックを壊していたらどう思いますか？　私があわれ？　まったくです。園児が楽しそう？　それはその通りですが、私の気持ちも考えてください。

　このように、「作りながら壊す」は、中年男性にとっては過酷ですが、止血メカニズムにとっては便利です。なぜかというと、**作り手と壊し手のスピードを調整すれば、合体フィブリンロボのサイズを細かく調節できる**からです。

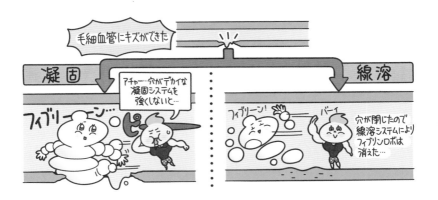

　本来は血中に溶け込んでいるフィブリノーゲンが、血小板が放出する物質と血管外因子の刺激、トロンビンという物質などの活躍によってフィブリンポリマー（ネット）になっていく過程を凝固といいます。これに対し、できあがったフィブリンポリマーがプラスミンなどの物質によって溶かされていく過程を線溶といいます。線溶というのがちょっと耳慣れない言葉ですが、「フィブリン（線維素）が溶ける」を略しただけの言葉ですので、あまり怖がらないでください。

　体の中では、この「凝固と線溶」の両方がいつでもスタンバイしています。いざ、毛細血管に小さなキズができたら、それっと血小板が集まって来て、ピィー！　とホイッスル一閃、すかさずフィブリノーゲンが組み上がって合体フィブリンロボになり、しかもそのロボは作られる端からどんどん壊れていきます。せっかちに見えますが細かく調節されているのです。穴がでかいなと感じたら凝固システムが強くなってフィブリンロボが大きくなります。穴が閉じたなと思ったら線溶システムがフル稼働してフィブリンロボはたちどころに溶けて消えます。とてもよくできています。
　化学反応があまりに複雑なため、「凝固・線溶」はいまだに研究が続いており、時折新しいメカニズムが報告されたりもしています。体の中で起こっている細胞たちのふるまいは、まだ完全には解明されていない高度なお仕事なのです。

過剰な凝固
「渋滞」と「血管内異物」

キズができるやいなや、血小板と合体フィブリンロボによって穴が塞がれる凝固・線溶システムは人体にとって不可欠です。ところが、ある種の病気では、このシステムが狂って、困ったことが起こります。

例えば、凝固が過剰になってしまうとどうなるでしょう。止血のためのフィブリンネットが血栓となって、全身の血管に詰まってしまうことがあります。**循環システムでは通行止めが起こるのが一番まずいです**。酸素が運べなくなりますからね。血栓などが詰まって臓器が酸素不足になって死んでしまうことを梗塞といいます。心筋梗塞、脳梗塞などはいずれも、血管の中に血栓が詰まって、臓器に酸素が運べなくなる病気です。

では、凝固の過剰はどうやって起こるか？

この本で知っておいていただきたい「異常な凝固」のメカニズムは2つ。渋滞と、血管が異物に触れたときです。

1. 渋滞

1つ目は渋滞。本来、血小板は「血管内皮にキズがついたら、キズの周囲にくっついておしくらまんじゅうをする」のですが、血液の流れが悪くなると血小板も滞留して、血管内皮にうっかりひっついてしまうことがあります。血小板ってちょっと粘着質なんです。普段は血流があるから壁にひっつかずにコロコロ流れているのですが、乱流があったり、移動速度が遅くなったりすると、ゴミのように壁に付着してしまいます。自然界の川と一緒で、流れが悪いとよどんでしまいます。

こうして、血小板がうっかりひっかかってしまうと、おしくらまんじゅうが始まり、ホイッスルが鳴って、合体フィブリンロボが作られ始めます。渋滞によって、しなくてもいいおしくらまんじゅうが始まってしまうのです。

　もう１つは、血管内異物。血小板や凝固因子たちは、血管が破れて血管外の物質に触れることを合図に、ホイッスルを吹き活動を始めます。しかし、動脈硬化があると話が少々複雑になります。

　動脈硬化という病気を知らない人はいないでしょう。血管の壁の中に、コレステロールなどが沈着する病気です。血管の壁が分厚くなり、硬くなってしまいます。壁が分厚くなった状態で、血管の内皮（内側の壁）だけがちょろっとめくれると、コレステロールやマクロファージなどの物質が血管内に顔を出します。

　するとそれを見つけた血小板は、「あっ、**血管外の構造が見えたぞ！**」と勘違いして、ホイッスルを吹いてしまうのです。本来、血管内皮がちょっとめくれたくらいでは血小板はさほど大きなホイッスルを吹きませんが、動脈硬化によって壁の成分がかなり変化してしまうと、血管内部の小さなキズだけでも血小板が「やっべ、（本来血管の外にあるはずの）コレステロールやマクロファージがいるじゃん！」と興奮してしまいます。ホイッスルピィー、合体フィブ

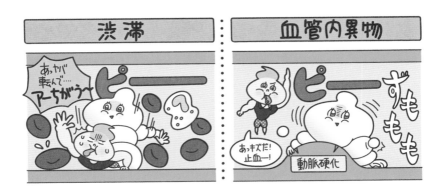

リンロボ登場です。

　渋滞と血管内異物(というか動脈硬化)。これらをまずは頭に叩き込みましょう。次に、これらが起こる具体的な病気を考えます。

「渋滞」と「血管内異物」を
生じさせてしまう病気

　渋滞が起こる場所として有名なのは、心房細動が起こったときの左心房と、長時間動かしていない足の静脈です。

　例えば、心房細動という病気で左心房の血流が停滞すると、そこに血栓ができて、大動脈から全身にばらまかれます。脳に向かう血管に詰まれば脳梗塞に、心臓の冠動脈に詰まれば心筋梗塞になります。これに対し、足の静脈に血栓ができると、右心房→右心室→肺と流れていってそこで詰まります。肺塞栓です。

　では血管内異物、すなわち動脈硬化が起こる場所はどこでしょう？　答えは、「あちこちで起こります」。多彩なのです。

　例えば、頸動脈などの太い血管に動脈硬化が起こって、内皮にちょっとキズがつくと、そこで合体フィブリンロボが育ちます。育ったロボが血流に乗ると、頸動脈の先には脳がありますので、血管に詰まって脳梗塞の原因となります。

　もちろん、いずれの際も、先ほどの説明のように「凝固と線溶は同時に起こっている」ので、合体フィブリンロボは常に分解されています。しかし、バランスが崩れた状態が長く続くと、ときに過剰な血栓が形成されてしまうことはあるのです。あまりに園児が隣でブロックを壊しまくるので、やっきになって巨大な城を作っていたら保育園のスタッフに変な顔でみられた、なんてことはあなたにも起こり得るのです。気をつけましょう。

　凝固が過剰になるだけではなく、線溶が過剰になることもあります。体のどこかで異常に合体フィブリンロボが作られると、他の部分では逆にフィブリンロボがうまく作れなくなるということが起こ

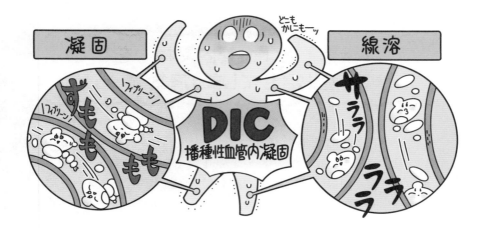

りがます（部品が足りなくなったりするんでしょう）。必要な場所で凝
固ができなくなる。

　私たちは普段、凝固と線溶がバランスを保っている状態でホメオ
スタっていますが、ひとたび凝固がポンコツになると、ちょっとし
た刺激で出血して、血が止まらなくなったりします。保育園におい
てあるブロックを中年男性が全部使って必死で組み立てていると、
他の園児たちがブロックで遊びたくても遊べません。すると園内は
ちょっとした騒乱に落ち入ります。

　騒乱ですまないのが人体です。DIC（播種性血管内凝固）という状
態があります。言葉だけを拾うと、「血管のあちこちで凝固が起こ
る状態」と読めますが、先ほどから説明しているように、**どこかに
異常な凝固があると、どこかで異常な線溶も起こるというのがポイ
ントです**。すなわち、DICという状態に陥った人体では、**あちこ
ちで血栓形成のリスクが高まると同時に、出血のリスクも高まり、
生命に重大な危機をもたらします**。DICを引き起こす原因として、
感染症、がん、大ケガなどさまざまな病態がありますが、この本で
は一番基本的なイメージをお伝えするに留め、残りはより本格的な
病理学の教科書に譲ります。

人体の感染防御のしくみ

　人体の補修作業は止血だけでは終わりません。皮膚にカッターで切りキズをつけて血が出たとき、血を止めただけでは事件は解決しないのです。だって、血管の穴は塞いでも、皮膚そのものについた穴をなんとかしないといけません。循環システムを守るというのはとにかく「最優先」ですが、壁が壊れたままにしておいてはさまざまな敵の侵入を許します。その代表は細菌です。

　皮膚の表面や消化管の粘膜などには無数の微生物が生息していますが、私たちは普段特に何の問題もなくホメオスタって日常生活を送っています。ただし、それは皮膚に穴があいていなくて、体内に微生物の侵入を許さないからこそ達成できる平和なのです。壁を破れたままにしておいて、ひとたび体の中に病原性をもった菌やウイルスなどが入ってくると、人体は急速にホメオスタれなくなります。それが感染症です。

　感染症の防御において大切なことは何か、と一般の人々にアンケートをとりますと、「免疫力」とか、「気合い」など、さまざまな答えが返ってきます。私たち医療者からみると、一番大切な防御は、まず何よりも「上皮がきちんと壁を作っていること」です。それくらい壁は大事です。

　感染症というと、みなさんは風邪やインフルエンザを想像するかと思います。これらはいずれも肺や気管支、すなわち気道に対する感染症です。**日常生活を普通に過ごしている人がかかる感染症で頻度が高いのは**

①気道系（肺、気管支など）
②尿路（尿道、膀胱、腎盂）
③おなかの中（消化管や胆嚢など）
④軟部や骨

の４か所。このうち、①から③まではいずれも、これまで**私たちが探検した通路の奥側**であるという共通の特徴があります。**外表から奥まっていて、扁平上皮に覆われていない場所が危ない**のです。つまりは、「壁が弱いところから外敵が入って来やすい」ということ。

　私の友人である感染症専門医のＫ先生（ビールと唐突な旅が大好き）は、「**穴という穴を見ろ、そこに感染のリスクがある**」と言いました。①・②・③を見ると大変よくわかります（「④軟部や骨」はちょっと特殊なので、本稿では割愛します）。

　そして、ここからがさらに大切なのですが、日常生活を普通に過ごしている人でなく、**病院に入院している人がかかる感染症（院内感染）**では、頻度が少し変わります。

①尿路（尿道カテーテル留置などによりリスクが上がる）
②肺（人工呼吸器使用などによりリスクが上がる）
③血管内カテーテル関連
④手術部位
⑤クロストリジウム・ディフィシル腸炎（現在はクロストリディオ
　　イデス・ディフィシル腸炎。抗菌薬の使用によりリスクが上がる）

　血管内カテーテルは皮膚を突き破って血管の中に入ります。すなわち、「**皮膚扁平上皮という最強のバリア（壁）に穴をあける**」ということです。その穴から敵の侵入を許すリスクがあります。

　手術も同様です。近ごろは腹腔鏡手術など、キズが小さくて済む手術が増えていますが、それでも、**皮膚という堅牢な壁を一部破っ**

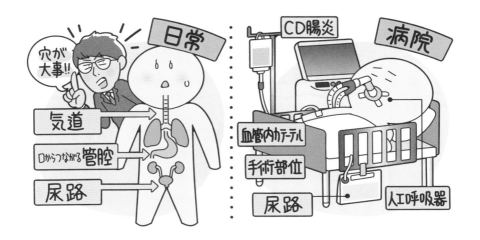

ておなかの中にアプローチするので、カテーテルよりもさらに大きなリスクを背負うことになります。

　入院している患者は、それでなくても体がさまざまな理由で弱っています。そこに、治療のためとはいえ、医療者がわざわざ進んで「最強の壁」を破るようなことをすると、たちどころに感染症のリスクが上がってしまうわけです。

キズがついたときに壁を修復するメカニズム

　キズがついたときに血を止めただけでは人体は安心できません。一刻も早く、壁を取り戻さなければいけない。この先は、壁を修復するメカニズムについて見ていくことにします。

　私たちの皮膚に切りキズがつくと、かなり早い段階で**かさぶた**ができます。主に血小板と合体フィブリンロボによるものです。ひとまずこれで、止血をすると同時に、欠損した組織を覆い隠します。応急処置です。

　応急処置をしておいて、補修の最終目標をきちんと見据えましょう。補修のゴールは、**表層の上皮によるバリアがきちんと復活すること**。ですが、キズを受けたすぐの段階では、上皮を支える間質（足場の部分）もダメージを受けてすっ飛んでしまっています。足場がないと、上皮を元どおりに並べることはできません。**間質の穴埋めが必要**です。そこで、人体はここから、順番に補修を行います。

　まず、欠損部周囲に栄養を行き渡らせるために、近場の血管の中から物資を運びます。**血管透過性亢進**と書くとなんだか小難しいですが、要は血管の中から使える物資をじゃんじゃん浸み出させるのです。これによって、欠損部周囲の間質は急速に**浮腫**を起こします。

　血管から浸み出してきた液状物の中に、補修に必要な物資が含まれています。また、細菌などの敵と戦う免疫細胞（炎症細胞）もいっぱい混じっています。好中球はその代表です。キズを受けてすぐの時期には、切り込み隊長である好中球が大量に出現し、外からやってきた菌たちとバトルを繰り広げます。

　浮腫性の間質に好中球などの炎症細胞がやってきて、敵の侵入を

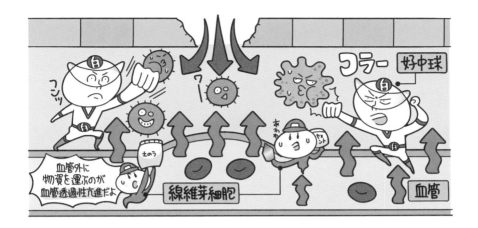

防いでいるうちに、まわりに毛細血管が張り巡らされます。とにかく栄養をいっぱい運び入れないと、キズは治せません。好中球に引き続き、その他の炎症細胞も血管を通じてこの場所にやってきます。リンパ球やマクロファージなどのさまざまな炎症細胞が場に満たされます。

　豊富な血流と栄養に後押しされ、欠損部には線維芽細胞という「土木工事部隊」が出撃します。彼らは膠原線維という「穴埋めのための土嚢」を作りだします。

　このころ、私はかさぶたがかゆくなって、つい剥がしてしまいます。ペリペリ。

　すると、かさぶたの下に、普段あまり見ることのない「真っ赤な肉」があることに気づきます。ぷくっとふくれて、赤みがあって、少し腫れている。これを肉芽といいます。肉芽が赤いのは、毛細血管がいっぱい増えて血液を送り込んでいるから。肉っぽいのは線維芽細胞と膠原線維により、穴埋め用の「お肉」が作られているからです。あの赤い肉は、修復の過程で出現する工事現場のようなものなのです。

　さて、膠原線維が増えることで、欠損部が次第に塞がります。膠

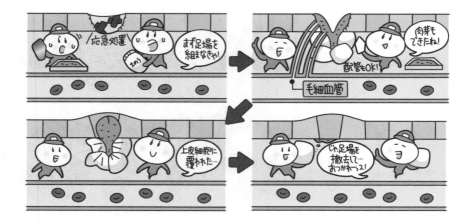

原線維は「引きつれを起こす」という性質があります。キズ口の引きつれは美容にとっては問題ですが、人体にとっては、「キズ口を狭く小さくするために、周囲の組織を寄せ集める」という優れた効果があります。

　穴が塞がり、足場ができると、表層部においていよいよ上皮細胞が再生を始めます。日ごろから上皮細胞は新陳代謝のために少しずつ入れ替わっているのですが、キズができるとこの新陳代謝の速度が上がり、新しい細胞を次々と産み出して、肉芽の足場の上を覆います。

　上皮が再生し、いわゆる粘膜治癒をすると、深部の穴埋め土嚢は用済みとなり、徐々に撤去されます。このとき、血流が悪かったり、深部に異物が残っていたりすると、線維をきちんと撤去できず、キズ跡が残ってしまうことがあります。

　以上のメカニズムを創傷治癒といいます。キズを治すシステムはきわめて重要ですので要チェックです。

慢性炎症の場合

　ところで、皮膚のキズですと、一度カッターでキズつけた場所を
もう一度カッターで切るというのは(不注意や意図的でない限りは)
あまり起こらないはずですが、損傷の場所や種類によっては、同じ
所に何度も組織欠損をきたしてしまうことがあります。

　例えば、ピロリ菌による胃炎。
　胆石症による胆嚢炎。
　タバコに伴う気道炎症。
　HPVによる子宮頸部炎症。

　これらは、**外因の物質が何度も反復して刺激を与える**ことにより、
あたかもカッターで同じ場所を切り続けるようなダメージを組織に
与えます。このしつこいダメージと、それに対する人体の防御反応
のことを慢性炎症といいます。

　慢性炎症の場では、人体もいろいろと考えます。
　第5章でも説明したように、肺や子宮頸部では扁平上皮化生が
起こります。上皮をより防御力の強い扁平上皮として再生させるわ
けです。
　また、胃では腸上皮化生という有名な現象が起こります。胃炎の
原因であるピロリ菌が胃粘膜にしか住めないことを利用して、**胃を
腸にしてしまうという本末転倒な対処方法**です。
　胆嚢では、あまり有名ではないのですが、幽門腺化生という現象
が起こることがあります。
　いずれも、「何度も何度も上皮を壊しやがって！　いつも同じ修
理だけで済ますと思うなよ！」と人体がブチ切れた結果、細胞の種

類がいつしか変わっている（化生している）と理解するとよいでしょう。

　ううーむ。人体のメカニズムは本当に高度です。
　刺激がきて細胞がやられたから、細胞の代謝速度を上げるぞ！
　しかも腺上皮じゃなくて扁平上皮を作ってやる！　なんて……。

　いったいどんな指令がはたらいたら、細胞レベルでそんな複雑な仕事ができるというのでしょうか？　神様が命令しているわけでもあるまいに……。

第7章

中心に
あるもの

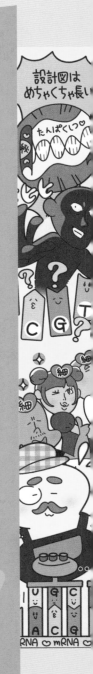

細胞のしくみとはたらき

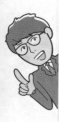

- 壁で取り囲んで、「ここからここまでが町である」と境界をはっきりさせる。
- 町の内部には細かく道路が配備されており、町に住む人々は道路をぐるぐる循環する宅配業者から酸素を受け取っている（循環システム）。
- 栄養の運搬やゴミ処理、警備員、道路の補修、部署同士の連絡にも循環システムを利用している。
- 町の外側からやってきた人は、そう簡単には町の中に入り込むことはできない。
- 内外の境界部には、さまざまな仕事をする働き者が存在する。
- 壁の破壊が起こると、循環システムの補修や、欠損部の修理をする。

　人体には多くの細胞があり、それぞれが決まった場所に配置され、決まった仕事をしています。細胞たちは求められる仕事内容に応じて、さまざまに「分化」します。

　皮膚の表面には防御に特化した扁平上皮がいます。胃粘膜であれば胃酸を作ったり、ペプシンを作ったりする腺上皮がそれぞれ存在します。小腸であれば栄養吸収用の絨毛上皮が、大腸であれば水分吸収用の陰窩上皮があります。これらはいずれも広い意味で「上皮細胞」ですが、性質や持っている武器がまったく違います。分化のたまものです。

　上皮細胞以外にもさまざまな細胞がいます。血管内皮、線維芽細胞、各種の免疫担当細胞……。ここまで、いろいろなメカニズムをみてきましたよね。

どんな細胞も、

- 細胞膜（脂肪を多く含む脂質二重膜）に覆われていて
- 核を持つ

という共通の特徴がありますが、それ以外はバラエティ豊かな形状をしています（病理医はこれらを顕微鏡できちんと見分けることが可能です）。

　１つ、例え話をしましょう。人間はみんな目が２つあって、耳が２つあって、口が１つあります。その意味では「共通の構造」をしています。

　しかし、例えば着る服によってまるで見た目がかわります。スーツ、白衣、作業着、和服、学生服。手に持っているものも、さまざまです。聴診器やメスを持っている人、包丁と食材を持っている人、トラックのハンドルを握っている人もいればiPadをフリックしている人、なかには機関銃を持っている人もいるでしょう。

　「服」と「手に持っている道具」は、その人がどんな職業についているかによって異なります。白衣と聴診器を持っていれば「医者に分化している」、緑／黒の市松模様の羽織と隊服、日輪刀であれば「炭治郎に分化している」と言えます。

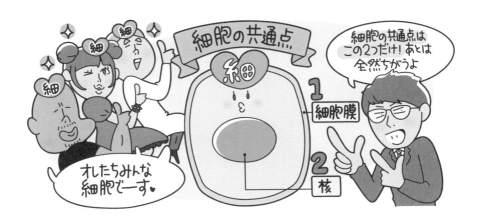

細胞も一緒です。脂質二重膜によって覆われ、中に核があるというところまでは一緒ですが、細胞の内外にもっている「装備」が違います。そして、ここがとても重要なことですが、**細胞の「服」や「道具」はほぼすべてタンパク質でできています。**

　一部、とかじゃないんですよ。「ほぼすべて」です。つまり、細胞の多様な機能のほとんどはタンパク質によって決まっているということです。

　「えっ、タンパク質って、お肉やお魚、トウフとかに含まれてる例の栄養分でしょ？　ほかの栄養は？　炭水化物とか脂肪とかビタミンは……？」

　細胞の部品になるのはとにかくタンパク質です。炭水化物は細胞が動力とするガソリン、脂肪は細胞膜であり貯蔵用エネルギー。ビタミンは体内の化学反応を助ける酵素だと思ってください（もちろんさまざまな例外はありますが）。

　なお、ここでいうタンパク質というのは、体の外から摂取した動物性・植物性のタンパク質そのものではありません。人体は食べ物に含まれているタンパク質をいったん消化して吸収し、アミノ酸に砕いた状態にします。

　そうして手に入れたアミノ酸から、新たに細胞が使うタンパク質を「合成」しているのです。イメージとしては、「恐竜」とか「飛行機」のような完成品のおもちゃのブロックを買ってきて、これらを粉々に分解し、赤・青・黄色などのブロック１つ１つから、「白衣」とか「聴診器」などのモチーフを新たに組み上げているかんじです。

　体中すべての細胞が、日々、細胞の中で新たなブロックを組み上げています。白衣も聴診器もすべて自前で作っています。こうして自分の姿・形を保ち、外部に向かってアクションを起こすのです。

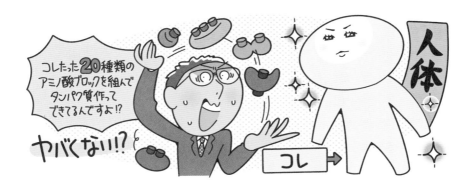

　ありとあらゆる細胞の部品をタンパク質で作り上げると、すごく
いいことがあります。それは、「アミノ酸からタンパク質を組み立
てる機能だけで、あらゆる細胞を作れる」ということです。

　もし、体のとある場所では脂肪と糖分を使い、体の別の場所では
ビタミンとミネラルを使って細胞を作る、なんてめんどうくさいシ
ステムを導入していたら、人体はきっと複雑な分化を達成できなか
ったに違いありません。どの細胞においても「アミノ酸からタンパ
ク質を作る」だけやってればいい、というのがきわめて重要だった
のです。

　人体は巨大なブロック集合体。

　目の玉も、指先の皮も、骨も、胃粘膜も、卵巣も、脳も、すべて
ブロックの組み合わせによってできあがっています。

　何種類ブロックがあったらそんな複雑な構造ができるんだよ！

びっくりします。

　ブロック、すなわちアミノ酸の種類は、なんとたった20種類し
かありません。驚きの少なさです。たかだか20種類のブロックを膨
大な数組み合わせることで、無数のタンパク質が作り上げられます。

　タンパク質は細胞をさまざまに彩り、あらゆる細胞ができあがり
ます。細胞たちは適材適所に配置して、臓器を作ります。こうして、
人体という巨大な都市ができあがっています。

細胞の基本成分であるタンパク質が、だいたいどれくらいの数の
アミノ酸によって作られているかというと、少ない物でも数千個
(!)、多いものだと数千万から数億個(!!)だそうです。そうして作
られたタンパク質が、1つの細胞の中に30億個くらい存在すると
いいます(見積もりには誤差もありそうですが、膨大だという事実
は間違いありません)。

　人体の中に細胞が37兆個存在するとして、数千万 × 30億 × 37
兆が人体内に存在するアミノ酸の数。もはや、ケタがよくわかりま
せん。あまりのスケールにぼうぜんとします。

　天文学的な量のアミノ酸が作り上げるタンパク質。細胞の中で担
う機能は多彩です。

　例えば、細胞の中に張り巡らされている「骨格」の部分(アクチ
ン、ケラチン、ビメンチンなど)、細胞膜にくっついて外との交流
を行う「手」の部分(各種レセプターなど)、隣の細胞と自分とをし
っかりくっつけるためのしくみ(タイトジャンクションやデスモソ
ームなど)などはすべてタンパク質です。

　ホルモンの一部もタンパク質ですよ(インスリンはペプチドホル
モン)。免疫に用いるタンパク質もあります(グロブリンなど)。細
胞を動かしたり、機能を発揮したりする酵素や触媒としてはたらく
のも、だいたいはタンパク質です。

　**生命は、「どんなタンパク質を、どこにどれだけ作って配置する
か」によってできあがっています。** タンパクブロックをいかに組み
立てるか、というしくみをセントラルドグマといいます。日本語に
訳すと中心教義。ずいぶんとお堅い言い方ですが、**「ブロックがで
きるまで」** とでも言い換えておけば十分です。

　これから勉強することは「どうやってタンパクブロックを作って
いるか」です。最終目標のタンパク質に達成するまで長い道のりが
ありますが、所詮はブロックです、順番に読めば必ずわかります。
気楽にお読みください。

タンパクブロックができるまで

人体の細胞には必ず「核」が入っています。例外は赤血球ですが、赤血球ももともとは核を持っていましたので、まあよしとしましょう。核の中には、ブロックをどの順番で組み立てるかを指示した文章、すなわち**タンパク質の設計図**が入っています。

私たちはもともと1個の受精卵でした。その受精卵が分裂を繰り返す間、ずっとこの設計図をコピーし続けました。**すべての細胞には同じ設計図が行き渡っています**。細胞の種類によって持っている設計図が異なるのではなく、37兆の細胞がすべて同じ設計図を持っているということです。

この設計図は、有名なDNAという素材によって書かれています。DNAは塩基と呼ばれるたった4種類のビーズが順番につながってできあがった鎖です。

私が子どものころ、スーパーに「ABCビスケット」というおかしが売っていました(北海道限定でしょうか?)。あの中から適当に4種類の文字を選びます。A、T、G、Cの4つがいいです。これらをひたすらヒモでつないでいきます。A–T–A–C–G–G–C–T–A–T–C……。

私たちにとっては意味のない文章(?)にしか見えませんが、細胞にとってはこのビスケットの鎖が設計図(プログラム)になります。細胞は分裂するたびに、このヒモをまるごとコピーして新しい細胞に渡します。A、T、G、Cの並び方を塩基配列と言います。

なお、ATGCビスケットの鎖は正確には1本ではなく、2本がセ

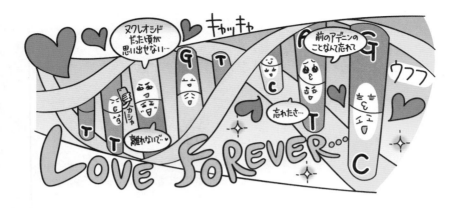

ットになっています。この2本は相性抜群、最強の伴侶でして、A
と相性のよいTが鎖をまたいでガッシリと手をつなぎ、Gと相性
のよいCがこれまたガッシリと手をつないで、くるくると彼らだ
けの青春ダンスを踊っています。有名な**DNAの二重らせん構造は
いわゆるカップルの盆踊りのような状態**です。

「37兆もコピーしたら、絶対ビスケットが割れたり、落としたり、
入れ替わったりするやん」と思ったあなた、正解です。でも、分裂
時のコピーミスについてはあとで触れます。まずは、すべての細胞
が同じ設計図を持っている、という前提でこの先を読んでください。

ビスケットの鎖をそのままにしておくと、長くて持ち運びがめん
どうくさいので、これを毛糸玉のようにくるくるまとめます。鎖を
巻き取るには何か「糸巻」のようなコアがあると便利です。漁業で
船が網を巻き上げるとき、車輪みたいなものを思いっきりぐるぐる
回しますよね。あの車輪にあたるパーツを、**ヒストン**といいます。
DNA(＝ATGCビスケットの二重らせん)をヒストンに巻きつけ
たものを**染色体**といいます。

言葉の整理をしておきましょう。

● ATGCビスケットの鎖(二重)＝DNA

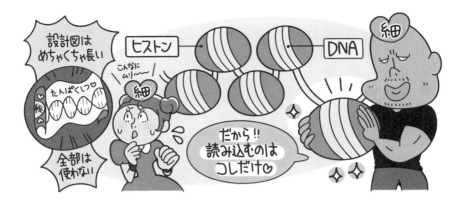

- A、T、G、C それぞれ＝塩基(4種類)
- ATGC ビスケットをヒストンに巻きつけてコンパクトに＝染色体
- ATGC が表しているタンパク質の設計図内容＝遺伝子

　唐突に「遺伝子」という言葉がでてきましたが、これは概念を表す言葉です。細胞内のタンパク質を組み立てる手順のことを遺伝子と言っているに過ぎません。

　DNA はデオキシリボ核酸という物質名です。A、T、G、C もそれぞれ、アデニン、チミン、グアニン、シトシンという物質名です。

　遺伝子には、A、T、G、C の4つの文字によって、とてもシンプルな説明文が書かれています。

アミノ酸を並べる順番

　書かれているのは、これだけ！
　たったこれだけ！
　遺伝子のナゾを解きにやってきたコナン君も、あまりの単純さに脱力です。「真実はわかりやすく1つ！」

　そうそう、先ほど私はとても重要なことを1つ言いました。

「すべての細胞には同じ設計図が行き渡っている」

つまり、ある細胞の中に含まれている DNA を全部解読すると、全身の細胞に必要な道具……白衣も、スーツも、作業着も和服も学生服も、聴診器もメスも包丁もトラックのハンドルも iPad も日輪刀も、すべて作ることができます。

1 つの細胞に全部持たせたら最強の細胞が生まれるかもしれませんが、最強以前にオーバーワークで過労死するでしょう。服を着すぎて圧死してしまうかもしれません。ましてや「分業」なんて、とても無理です。

じつは、DNA がヒストンに巻きついている状態では、すべての文章を読むことはできません。膨大なプログラムが書き込まれた染色体……まあ、分厚い広辞苑みたいなものです……を 1 ページから通読しても意味がないので、あらゆる細胞は、広辞苑の決まったページだけを開くようにしています。

そのための「しおり」があります。あるいは、開きたい場所以外のページが「のりづけ」されていることもあります。何兆ページにもわたる広辞苑は、細胞ごとに決まった数ページしか読まなくてすむようにコントロールされています。このコントロールのしくみは、主にエピジェネティクスという分野で学び、DNA のメチル化やアセチル化、ヒストンのメチル化やアセチル化というキーワードが出てきますが、本書ではあまり深入りしません。

覚えておいていただきたいのは、

DNA は膨大な長さがあるけれども、それぞれの細胞が読み込むのはそのプログラムのごく一部だけ

ということ。まあ、その**ごく一部**ですら、私たちの常識的な数字感覚からすると途方もない数なんですけれどもね。

転写と翻訳

　タンパク質はアミノ酸というブロックによって作り上げられており、アミノ酸は DNA の塩基配列（ATGC の並び方）に応じてシンプルに整列させられます。おもちゃのブロックはいろいろな角度でさまざまにくっつけることができますし、ドイツのお城とか、スターウォーズの要塞といった立体的なモチーフを作ることが可能ですが、タンパク質のブロックはずいぶんと単純で、アミノ酸を 1 列に並べるだけです。

　ただし、20 種類のアミノ酸を並べていくと、配列によって細かくタンパク質は歪<ruby>歪<rt>ゆが</rt></ruby>み始めます。単なる 1 本の直線になるわけではなく、ぐにゃぐにゃと折れ曲がります。アミノ酸って大きさもバラバラですし、手の角度も違いますし、ケミカルな性質も違いますからね。それも、ハンパな曲がり方ではありません。釣り糸が絡まっちゃったイメージ、というとわかりやすいかもしれません。

　ぐちゃぐちゃ絡まったアミノ酸は、「整列後ちょっかい」とでもいうべき翻訳後修飾をあちこちに受けて、細かく接着や切断を繰り返されます。最終的にできあがってくるタンパク質はとても複雑な構造をしています。釣り人が絡まった釣り糸をほぐしきれなくなって、頭にきてあちこちプツプツ切っちゃった感じです。

　こうして、体中の細胞が用いる複雑なタンパク質ができあがります。作り方はあくまで ATGC ビスケットの並びに応じてアミノ酸を 1 列に並べただけですが、できあがったタンパク質は三次元的でとても複雑な構造になっています。

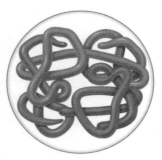

**ヘモグロビンタンパク。ぐちゃぐちゃしているが
元は 1 列に並んだアミノ酸でした**

　では、DNA からアミノ酸配列が決まる流れを少し詳しく解説します。

　まず、A、T、G、C の 4 つの文字で、20 種類のアミノ酸の配置を記載するにはどうすればいいでしょうか。

　1 つのビスケットにつき 1 つのアミノ酸では全然足りません。4 種類しかありませんからね。ですから、少し工夫が必要です。

　AA、AT、GC、CT のように、「2 文字 1 セット」でアミノ酸を指定するとどうでしょう。組み合わせのパターンとしては 4 × 4 ＝ 16 通り。かなり増えますが、アミノ酸は 20 種類ありますので、まだ足りません。

　そういうわけで、生命は「塩基を 3 つずつセットにしてアミノ酸を指定する」ということをやっています。

　GCA →アラニン

　GTT →バリン

　というかんじです。ビスケットを 3 個ずつ読めばアミノ酸が決まる。蘭ねぇちゃんでも余裕で解読できる、超絶シンプルな暗号です。

　4 文字の塩基を 3 つずつ組み合わせると、4 × 4 × 4 ＝ 64 通りのアミノ酸を指定することができますが、20 種類しかアミノ酸は使いませんので、暗号はだいぶ余ります。ですから、あるアミノ酸を指定する文字の並びは何種類も存在します。暗号にダブリがある

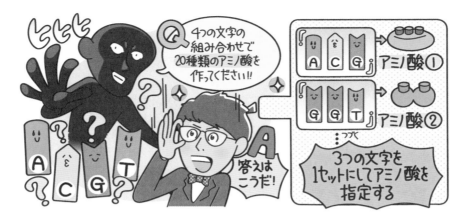

んです。毛利探偵もおどろきの不思議な暗号です（このダブリにも
きっと生存上の意味があるんですが、その話はこの本ではしませ
ん）。

　「ATGC ビスケットで作る 3 文字」のことをコドンといいます。
コナンじゃないですよ。DNA をコドンごとに区切って読むと、
DNA がどんな順番でアミノ酸を並べろと言っているのかがわかり
ます。

　DNA はすごくシンプルな設計図。塩基配列をコドンごとに解析
すれば、アミノ酸の順序が決まり、どのようなタンパク質ができあ
がるかが決まります。
　ここまでは、理解できましたか？

　設計図の書き方がわかったら、次は細胞がこの設計図をどのよう
に「読んで」いるかを見てみましょう。

　DNA はヒストンに巻きつき、さらにぐしゃぐしゃと絡まった（ス
ーパーヘリックスという無駄にかっこいい形態名があります）構造
にまとまっています。このコンパクトなカタマリを染色体と呼びま
す。染色体は核の中にあります。

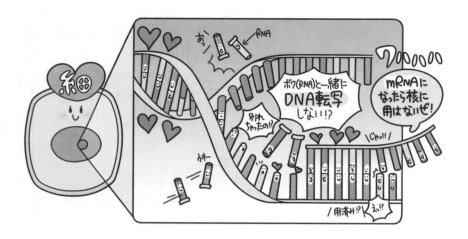

　細胞が装備や武器を整えたいときには、この染色体が部分的にほどけます。そして、仲良くしていた二重らせんが部分的にほどけて、1本鎖になります。カップルが破局していくのです。

　するとここに、独り者になったATGCたちのさみしさをいやしに、RNAという物質が集まって来ます。そして、DNAの配列に対応して、瞬間的に新しいカップルを作りながら、RNAによる短い鎖ができあがります。

　でも、RNAたちは別に安定したカップルになる気はまったくないので（ひどいやつですね）、ある程度鎖ができたらDNAのもとを離れてフワフワ去っていきます。DNAの情報を写し取って去っていくRNAのカタマリを mRNA（メッセンジャー RNA）と呼び、DNAの情報が写し取られる現象を転写といいます。

　mRNAは、DNAの配列を鋳型にして転写されますので、塩基配列をそのまま反映しています（ポジとネガの違いはありますが）。mRNAは移動中に スプライシング という調整を受けて、意味のあるプログラム（エクソン）だけに洗練されます。

　じつはDNAにはアミノ酸の配列を指定していない、一見無駄な配列＝イントロンというのがかなり含まれていて、mRNAに転写

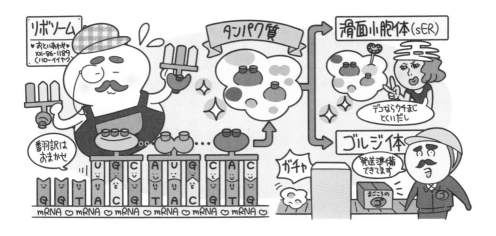

されたあとにこの無駄な配列が消去されます。イントロンがなぜ挟まっているのかは今のところ不明です。

　DNAは核内で遺伝子を大事に保持する役目を担っており、自分のいる場所（＝核の中）を決して離れません。けれども、転写されたmRNAは核の外にプログラムを持ち出すことができます。フワフワ核の外に移動する遊び人mRNAのおかげで、核内の遺伝子情報が外に持ち出されるのです。

　核の外に出たmRNAは、リボソームと呼ばれるタンパク合成職人（粗面小胞体［rER］という合成工場にいる）に出会います。リボソームは、mRNAのコドンを読んで暗号を解き、対応するアミノ酸ブロックを順番に並べてくっつけて、タンパク質を作ります。この作業を翻訳と呼びます。

　タンパク質は、その後、滑面小胞体（sER）と呼ばれる精製工場に送られて、先ほど説明した翻訳後修飾を受けます。一部はゴルジ体というさらにでかい工場に運ばれ、精製や梱包作業などが加えられます（作ったタンパク質を細胞外に運び出すために、梱包するのです）。

ありとあらゆるタンパク質はこうして作られます。

　タンパク質合成の過程は、1つ1つはとてもシンプル。

　けれども、段階的にさまざまなことが起こっています。

　メカニズムがいくつかの段階に分割されているのは、それぞれを細かく調節することで、タンパク質の量とか作るタイミングを細かくいじることができるからだ、と考えられます。

　逆に言えば、これらのメカニズムのどこに異常が起こっても、病気になる可能性があるということです。セントラルドグマに異常が起こると、白衣を着た医者を作るはずが黒衣を着たドラキュラを作ってしまった、とか、セーラー服を着た女子高生を作るはずがセーラー服を着た筋肉質の男性を作ってしまった、といった**大変な不具合**が生じることがあります。

　このため、細胞はセントラルドグマのあちこちにチェックポイントを用意し、監視員を設け、ミスが起これればその産物を排除するしくみや、タンパク質を作りすぎないようにほどよく壊すしくみなどを完備しています。DNAが2本鎖になっているのも、DNAがヒストンに巻きついて普段はそう簡単にはほどけないのも、転写と翻訳が核の中と外で分かれて行われているのも、翻訳後修飾というしくみがあるのも、すべて生命が効率よく生き延びていくために「適者生存」して残ったしくみなのです。

第8章

がんとの
戦争

8

がんという群像劇

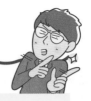

- 壁で取り囲んで、「ここからここまでが町である」と境界をはっきりさせる。
- 町の内部には細かく道路が配備されており、町に住む人々は道路をぐるぐる循環する宅配業者から酸素を受け取っている(循環システム)。
- 栄養の運搬やゴミ処理、警備員、道路の補修、部署同士の連絡にも循環システムを利用している。
- 町の外側からやってきた人は、そう簡単には町の中に入り込むことはできない。
- 内外の境界部には、さまざまな仕事をする働き者が存在する。
- 壁の破壊が起こると、循環システムの補修や、欠損部の修理をする。
- 以上の多彩なしくみは、ほぼすべて、ブロックを積み上げて作った装備や武器によって人々を強化した結果、成し遂げられている。

多くの人が暮らし、働いている、メガロポリス「人体」。

膵臓という工場で作られた膵液は、膵管という輸送ルートに乗せられて、十二指腸ファーター乳頭から「体外」に放出されます。そこには、壁の外側を歩きながら町の中に入るタイミングをはかっていた食べ物たちが歩いており、膵液を浴びて吸収フォームに変換され、小腸の絨毛上皮から体内に吸収されます。

上皮を隔てた向こう側に取り込まれた栄養素たちは、管腔の中からでは決して触れることのできなかった血管にたどり着き、門脈を通って肝臓に運ばれていきます。

ここには、多くの人々ならぬ細胞たちが関与しています。特に、上皮のはたらきはすばらしい。分泌液を作り、管の壁を覆い、防御、吸収までとても多くの仕事をこなします。細胞たちは、遺伝子とい

う設計図を読み取って、タンパク質製の装備や武器を作り、分業して仕事をしています。

　DNA に基づいてアミノ酸を並べ、タンパク質を作っていくのが人体の中心教義、すなわちセントラルドグマ。
　セントラルドグマのどこかに異常が起こることで発生する、非常に有名な病気があります。それが「がん」です。

　がんを学ぶ機会はさまざまな場面で訪れます。消化器学を学べば胃腸や肝臓、胆膵領域のがんについて調べなければいけませんし、婦人科学を学べば子宮や卵巣のがんについて詳しくなる必要があります。

　けれども、**「がんとは結局なんなのか？」を最初にしっかりと学ぶ場所は病理学**です。本書でここまで学んできた内容は、循環器学や呼吸器学、救急医療学などでも繰り返し学ぶことができますが、がん医学の根本は病理学でないとなかなか学べません。

　ですから、私はこの病理学の教科書で、がんをとてもしっかりと書きます。
　みなさんも、せっかく病理学の本をここまで読んでくださったからには、がんのことをしっかりと学んでください。ここまでたどり着いたのですから、ぜひ！

　現代に生きる私たちは、がんにとても興味があります。「がん」で検索して情報を集めます。テレビや雑誌など、がんを特集するメディアをあちこちで目にします。そこには、あやしい情報、個人の思惑、商売のためのウソなどが入り交じっており、どれがより望ましい情報なのかを判断するのにかなりの手間がかかります。

がんは第8章と第9章、2つの章にまたいでお話しします。まず、第8章で、

　「がんと人体がどのように戦っているか」

をかなり細かく説明します。ただし、**すべて例え話でご説明します。**専門用語はでてきませんから安心してください。その代わりといってはなんですが、できるだけ想像力を発揮してください！　少しでも詳しく「がん」をイメージできれば、それだけ勉強がしやすくなります。

　私の尊敬する先輩は、生体内で起こっている炎症や免疫のしくみを「まるで群像劇だよね」と言いました。**がんもまた、群像劇です。**多くの登場人物が登場し入り乱れて、大河ドラマのような壮大な物語を紡ぎます。

がんとの戦いをイメージしてみよう

　がんにかかった人の体は、戦争に巻き込まれた都市です。整然と並んだ建物があちこちで破壊され、がんに都合のよいように整地されて、陣地が張り巡らされています。敵陣のそばでは略奪が行われており、近隣のガス、水道、電気などのインフラがかすめとられています。そのためか、都市全体に物資不足の雰囲気が立ちこめています。

　敵軍は侵攻を進めます。もとから住む人たちと仲よくなるつもりはないようです。次々と建物や通路、水路を破壊しながら勢力を強めていきます。
　そうはさせまいと、都市に住む人々のうち、戦闘力をもつ警備員、警察、自衛隊などが、水路をたどって敵軍に乗り込み攻撃を加えます。激しい戦闘が起こります。敵も味方もばたばたと倒れていきます。一進一退の攻防で、周囲の建物が壊されています。

　敵は、どこからやってきたのでしょう。都市には壁が張り巡らされており、外敵の侵入は許さなかったはずなのですが……。

　敵の兵士たちの顔をよく見てみると、都市に住む人たちにとてもよく似ています。おそらく、彼らは都市の外からやってきたのではなく、都市でみんなと同じように産まれたのです。しかし、本来持つべき道具を持たずに新たな武器を手に取り、与えられた仕事をせず、自分たちの利益だけを追求しながら、異常に増えて徒党を組む「悪」となったに違いありません。

　そのためか、警察官や自衛官は、どうも敵に対して本気で攻撃をしかけられていないようにみえます。どこか自分たちと似たものを感じ、攻撃の手を緩めているのかもしれません。そもそも敵だと思っていないのかも？　明確な破壊活動が行われている場所では反撃もしている

ようですが、なかなか敵軍を殲滅するには至っていないようです。

　もう少し、敵軍の勢力が弱いうちに、倒していれば……。
　誰かがそうつぶやきました。でも、はじめに敵軍が現れたころは、普通の都市の人々とあまり見分けがつかなかったのです。あそこに、一見医者のかっこうをした敵がいますが、持っているメスが日本刀に変わっています。今なら異常だと気づけますが、彼らが徒党を組んで破壊に及んでいるからこそ「おかしい」と気づけるのであって、少人数で潜伏されていたときには気づけませんでした。

　敵軍は侵攻するにつれて、複数の場所に陣地を張っています。必死で押しとどめていたつもりだったのですが、いつのまにあんな遠いところに陣を張ったのでしょう。都市の側は、自衛隊の兵力を割いて戦わなければいけなくなり、不利に立たされます。
　じつは、敵は陣地を複数か所に張るために、常に少人数のゲリラ部隊を出動させて、都市のあちこちに潜ませていたのです。

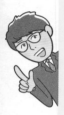

　まずはここまで。戦場となった都市の様子を頭に思い浮かべてください。敵軍はなかなか手強そうです。これはあくまで例え話ですが、「がんにかかった人体の姿」をかなり細かく言い表したものです。では、今の例え話を順番に、人体での話に置き換えていきます。

1.　がんにかかった人の体は、戦争に巻き込まれた都市です。

　がんの正体は「おかしくなった細胞たち」。人体に元から存在している「正常の細胞たち」と戦争を起こします。「戦争」というぶっそうな言葉を使うのは、がんが多数の細胞で徒党を組み、あたかも軍隊を作っているかのように振る舞うからです。
　また、がんが一方的に人体をやり込めるわけではなく、人体の細胞たちがかなり激しく抵抗して戦うという点も戦争に似ています。

ここから先は、「がん 対 人体」の全面戦争をイメージしてください。

> **2.　整然と並んだ建物があちこちで破壊され、がんに都合のよいように整地されて、陣地が張り巡らされています。**

　がん細胞という名の敵の軍隊が、正常の細胞たちが暮らしている町に浸み込み、正常構造を破壊しながら勢力を拡大することを浸潤（しんじゅん）と呼びます。この浸み込みと破壊こそが、がんの最大の特徴です。

　浸潤した場所において、がんは自分たちに都合のよい陣地を作ります。専門用語でがん微小環境の形成といいます。がん微小環境は、がん細胞が人体で生きていくうえで有利な機能をもった陣地（アジト）です。アジトには細かい血管が張り巡らされてがん細胞に栄養を与え、がんが増えるために必要な足場（線維）によってガチガチに硬くなり、引きつれを起こします（desmoplastic reaction：DR。線維形成反応）。

　がんが浸潤するにつれて、がんのある場所が硬くなり、引きつれをきたし、独特な血流をもつようになるという原則があります。この原則にはさまざまな例外があります（第9章で説明します）が、まずはこの陣地（アジト）のイメージをもつとわかりやすいと思います。

> **3.　敵陣のそばでは略奪が行われており、近隣のガス、水道、電気などのインフラがかすめとられています。そのためか、都市全体に物資不足の雰囲気が立ちこめています。**

　がんは浸潤部で陣地（アジト）を作り、独自の血管網を作ることで、

生体の血液を奪って栄養を確保します。がん細胞は代謝の速度が非常に速く、栄養を食う量が半端ないので、全身がじわじわと栄養不足に陥ります。がんが進行してやせが進み、衰弱した状態を悪液質（カヘキシー）といいます。

> 4. 敵軍は侵攻を進めます。もとから住む人たちと仲よくなるつもりはないようです。次々と建物や通路、水路を破壊しながら勢力を強めていきます。

　正常の細胞たちによって作られていた導管、腺房などの構造が、浸潤やそれに伴う陣地形成（DR：線維形成反応）などによって、押しつぶされたり、壊されたりすることがあります。
　そのため、がんが進行するとしばしば通常の臓器機能が失われます。例えば、胆管が狭窄すれば黄疸や直接ビリルビンの上昇がみられることがありますし、尿管が狭窄すれば水腎症を発症する、といった具合です。

> 5. そうはさせまいと、都市に住む人々のうち、戦闘力をもつ警備員、警察、自衛隊などが、水路をたどって敵軍に乗り込み攻撃を加えます。激しい戦闘が起こります。敵も味方もばたばたと倒れていきます。一進一退の攻防で、周囲の建物が壊されています。

　体内の免疫細胞は、外来の病原性微生物と戦うだけではなく、がん細胞をも攻撃して倒すことができます。

　ただし、その攻撃は人体を傷つけることがあります。免疫細胞ががんを攻撃するというのはいわゆる炎症の一種ですが、激しい炎症が起こると、痛みやむくみが出たり、栄養の消費が激しくなったり、DIC（播種性血管内凝固。凝固と線溶が乱れまくる危険な状態）を引

き起こしたりすることがあります。

　これは、攻めてきた敵の軍隊をミサイルなどで迎え撃ったはいいが、味方の攻撃で自分たちの都市を破壊してしまう、みたいなやつです。ウルトラマンが街を踏み潰す様子を想像してください。

> **6.　敵は、どこからやってきたのでしょう。都市には壁が張り巡らされており、外敵の侵入は許さなかったはずなのですが……。**

　がんは体外からやってきた敵ではなく、体内で育った「内なる敵」。ですから壁が壊れていなくても発生することがあります。ただし、体外からやってきた何者か(タバコや感染症など)によって、結果的にがんが引き起こされることはあります(第9章で詳しく説明します)。

> **7.　敵の兵士たちの顔をよく見てみると、都市に住む人たちにとてもよく似ています。おそらく、彼らは都市の外からやってきたのではなく、都市でみんなと同じように産まれたのです。しかし、本来持つべき道具を持たずに新たな武器を手に取り、与えられた仕事をせず、自分たちの利益だけを追求しながら、異常に増えて徒党を組む「悪」となったに違いありません。**

　がんは、もとは正常の細胞たちと同じように産まれた細胞です。ところが、DNAに複数の異常をもっているために、異常なタンパク質を有していたり、本来あるべきタンパク質がなかったりします。装備や武器が変わってしまった細胞、と考えましょう。

　例えば、胃で生まれたがん細胞は、胃の細胞にどことなく似ています。肝臓で生まれたがん細胞も、やはり肝臓の細胞のおもかげを残しています。このことを、病理医は専門用語を用いて、

「この胃がんは胃腺窩上皮の方向に分化している」
とか、
　「この肝細胞がんは肝細胞の方向に分化している」
と呼びます。がん細胞も通常の細胞と同じように、タンパク質を用いて分化するわけです。

　ただし、がん細胞の分化はどこか異常であり、正常の細胞のようにきちんとはたらいてくれません。分化異常といいます。

　また、正常の細胞は、さまざまなタンパク質のはたらきによって、ある程度の量までしか増えないようにコントロールされています。ところが、がんは異常なタンパク質の力によって際限なく増えてしまいます。このことを増殖異常といいます。

　加えて、普通の細胞は十分にはたらいてキズだらけになり、寿命がきたと判断されると、自ら死ぬようにプログラムされています（プログラム死、またの名をアポトーシス）が、がん細胞は異常なタンパク質を使いこなして、このプログラム死を受け入れないように変化しています。このことを不死化といいます。

　がんという異常な軍隊を構成しているがん細胞を１つ１つ見ていると、そこで起こっているのは「**異常なタンパク質による、さまざまな異常**」です。分化異常、増殖異常、不死化。加えて、最初にみた浸潤も異常の１つです。

　異常なタンパク質は、いずれも DNA の異常が複数積み重なることにより作られます。ですから、がんは「DNA の異常がもたらす病気」であると言われているのです。

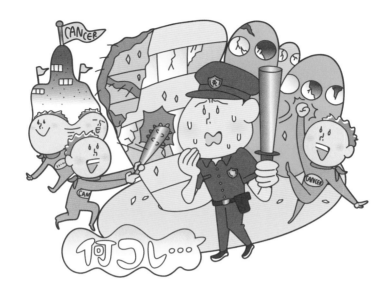

　免疫細胞ががんを攻撃するメカニズムにはさまざまなものがあり
ますが、最も有名なのは、

1. がん細胞の破片を樹状細胞やマクロファージなどの抗原提示細
   胞が拾い上げて、こいつが敵だぞと抗原提示をする
2. それを受け取ったキラーT細胞が活性化されてがん細胞に突撃
   する
3. キラーT細胞はがん細胞の表面を攻撃してスイッチを押し、が
   ん細胞を殺す

というキラーT細胞応答システムです。こうやって書くと何か難しそうですが、要は、「こいつは自分たちと違う、おかしい細胞だ」と見きわめて、みんなの前で「こいつが敵だぞー！」と警報を鳴らして、人を呼び集めて、いっせいに攻撃して倒すシステムだと思ってください。

　多くのがんは私たちがそうと気づく前に倒されています。免疫細胞たちは、知らず知らずのうちに私たちをがん細胞の魔の手から守り続けてくれています。ところが、あるとき、免疫細胞たちの攻撃システムをすり抜けたがん細胞がいると、浸潤し、陣地を作り、転移をして、私たちに命の危機を及ぼします。

　そう、**私たちががんだと気づけるほど大きくなったがんは、免疫システムを回避する技術をもっている**ということです。警察官や自衛官たちの目を巧みにそらして、だまして、免疫システムを生き延びるタイプのがんがヤバいのです。

　近年ノーベル賞で話題になった「免疫チェックポイント阻害剤」は、免疫に本気を出させてがんを倒させる薬です。警察官や自衛官たちに、「そこにがんがいるだろ！」と目を開かせるための薬だと考えてください。かなり複雑なメカニズムに作用する薬で、そうとう強力な効果が期待されていますが、副作用も多いです。専門的な施設できちんと管理しながら投与しないと、警察官や自衛官たちのテンションが上がりすぎて、かえって町が破壊される危険性もあります。

> 9.　もう少し、敵軍の勢力が弱いうちに、倒していれば……。
> 　　誰かがそうつぶやきました。

がんと人体の戦いは、「がんの勢力が弱いうちに倒す」ことが理想です。実際、免疫システムは今日も私たちの体内で、ひそかに小さながん細胞を倒してくれています。けれども、がんが小さいうちに倒されると、患者や医者は、その人ががんであったことにそもそも気づけません。

　「免疫だけで倒しきれなかったがんが大きく育っている」。私たち医療者が戦うがんは常に巧みな生存戦略を複数もっており、いわゆるサバイバルを乗り切ったエリートたちです。ですからこちらも本気で、総力戦で挑まなければいけません。

> 10. でも、はじめに敵軍が現れたころは、普通の都市の人々とあまり見分けがつかなかったのです。あそこに、一見医者のかっこうをした敵がいますが、持っているメスが日本刀に変わっています。今なら異常だと気づけますが、彼らが徒党を組んで破壊に及んでいるからこそ「おかしい」と気づけるのであって、少人数で潜伏されていたときには気づけませんでした。

　徒党を組んで破壊に出始めたがんを、免疫細胞はさまざまな方法で発見します。
　例えば、がんが増えるとき、がん微小環境（p.173）を作るために、サイトカインを放出します。このサイトカインは本来、がん細胞が陣地を作る際に人を集めるホイッスルみたいなものですが、それを聞きつけた免疫細胞ががんを見つけます。
　ですから、がんは工夫をします。「陣地を作るためのホイッスル」だけでなく、「免疫細胞たちに気づかれないための煙幕（別のサイトカイン）」も作り出すのです。ほんとに憎らしいほど戦略的なやつらです。

11. 敵軍は侵攻するにつれて、複数の場所に陣地を張っています。必
　　死で押しとどめていたつもりだったのですが、いつのまにあんな
　　遠いところに陣を張ったのでしょう。都市の側は、自衛隊の兵力
　　を割いて戦わなければいけなくなり、不利に立たされます。
　　じつは、敵は陣地を複数か所に張るために、常に少人数のゲリラ
　　部隊を出動させて、都市のあちこちに潜ませていたのです。

　これは転移の話です。

　がんは、浸潤して勢力を広げ、がん微小環境を整え、正常構造を
破壊しながら、体の中に張り巡らされた血管やリンパ管といった**循
環システムの中に侵入**します。そして、全身を循環しながら、自ら
の細胞タイプに合った場所(専門用語で転移受け入れニッチといい
ます)を見つけて、そこに新たな陣地を形成します。これが転移です。

　がんが最初に発生して大きくなった場所を原発巣、離れた別の場
所で形成した陣地を転移巣と呼びます。転移によって、がんは勢力
を何倍にも増やします。免疫細胞たちは複数か所でがんを相手にし
なければいけなくなり、栄養の消費もより激しくなります。

　転移の際、循環システムに潜り込むために、がん細胞は自らの形
を変形させるといわれています。すでに用意した装備や武器を脱ぎ
捨てながら、専門用語で上皮間葉転換と呼ばれる変化を示します。
ゲリラ部隊は少人数で見つからないように行動するだけではなく、
転移先で再び活躍する日を夢見ながらまるで忍者のようにコソコソ
隙間をすり抜けるタイプに変わるのです。転移先では再び武器を作
り浸潤を再開します。

　がんは、やり方が汚い！　狡猾！　ずるい！　頭がいい！　手強い！
マジで高度な戦術を使います。

最近の学説によれば、がんはゲリラ忍者たちを血管内に侵入させるだけではなく、「矢文」のような物質（エクソソーム）を同時に血流に乗せて全身にばらまいたりもしているそうです。矢文は全身を巡りながら、いずれがん細胞がたどり着いたときに「居心地がいいように」、転移先の正常細胞たちをだまして環境を整えさせるなどと言われています。

　さてと、逐一説明をしながら振り返ったので、脳内風景が細切れになってしまったかもしれません。もう一度だけ今の物語を、通しで振り返ってみましょう。みなさんの頭の中で、がん細胞と人体との戦いを思い浮かべながら読んでみてください。

　　がんにかかった人の体は、戦争に巻き込まれた都市です。整然と並んだ建物があちこちで破壊され、がんに都合のよいように整地されて、陣地が張り巡らされています。敵陣のそばでは略奪が行われており、近隣のガス、水道、電気などのインフラがかすめとられています。そのためか、都市全体に物資不足の雰囲気が立ちこめています。

　　敵軍は侵攻を進めます。もとから住む人たちと仲よくなるつもりはないようです。次々と建物や通路、水路を破壊しながら勢力を強めていきます。
　　そうはさせまいと、都市に住む人々のうち、戦闘力をもつ警備員、警察、自衛隊などが、水路をたどって敵軍に乗り込み攻撃を加えます。激しい戦闘が起こります。敵も味方もばたばたと倒れていきます。一進一退の攻防で、周囲の建物が壊されています。

　　敵は、どこからやってきたのでしょう。都市には壁が張り巡らされており、外敵の侵入は許さなかったはずなのですが……。

　　敵の兵士たちの顔をよく見てみると、都市に住む人たちにとてもよく似ています。おそらく、彼らは都市の外からやってきたのではなく、都市でみんなと同じように産まれたのです。しかし、本来持つべき道

具を持たずに新たな武器を手に取り、与えられた仕事をせず、自分たちの利益だけを追求しながら、異常に増えて徒党を組む「悪」となったに違いありません。

　そのためか、警察官や自衛官は、どうも敵に対して本気で攻撃をしかけられていないように見えます。どこか自分たちと似たものを感じ、攻撃の手を緩めているのかもしれません。そもそも敵だと思っていないのかも？　明確な破壊活動が行われている場所では反撃もしているようですが、なかなか敵軍を殲滅するには至っていないようです。

　もう少し、敵軍の勢力が弱いうちに、倒していれば……。
　誰かがそうつぶやきました。でも、はじめに敵軍が現れたころは、普通の都市の人々とあまり見分けがつかなかったのです。あそこに、一見医者のかっこうをした敵がいますが、持っているメスが日本刀に変わっています。今なら異常だと気づけますが、彼らが徒党を組んで破壊に及んでいるからこそ「おかしい」と気づけるのであって、少人数で潜伏されていたときには気づけませんでした。

　敵軍は侵攻するにつれて、複数の場所に陣地を張っています。必死で押しとどめていたつもりだったのですが、いつのまにあんな遠いところに陣を張ったのでしょう。都市の側は、自衛隊の兵力を割いて戦わなければいけなくなり、不利に立たされます。
　じつは、敵は陣地を複数か所に張るために、常に少人数のゲリラ部隊を出動させて、都市のあちこちに潜ませていたのです。

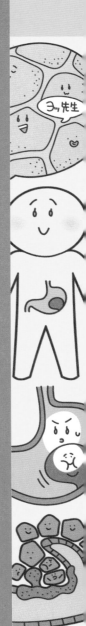

第 9 章

がんを知り、
人を思う

あらためて、がんって何なの？

　第8章でみてきたがんの特徴をまとめると、以下のようになります。

①分化異常 ＋ ②増殖異常 ＋ ③不死化 ＋ ④浸潤・転移

　これらはすべて、細胞の中に、**本来とは異なる異常なタンパク質ができることで引き起こされます**。
　DNAにキズが蓄積し続けることで、細胞の中には異常なタンパク質が何種類もつくられます。

①分化異常：あるタンパク質は、細胞が本来もつべき機能を失わせる。
②増殖異常：あるタンパク質は、細胞をいつまでも増やし続ける異常なシグナルを送る。
③不死化：あるタンパク質により、異常な細胞をプログラム死によって片づけるシステムが破綻する。
④浸潤・転移：あるタンパク質は、細胞を周囲に浸み込ませ、元いた場所からはるか遠くまで転移させる能力を与える。

　非常に多くの(100とも200ともいわれる)異常タンパク質によって、これらの**4つの異常**が引き起こされた細胞こそが、がん細胞です。

　例えば同じ「がん」といっても、胃がんと大腸がんと肺がんと乳がんでは、異常なタンパク質の数や種類はすべて違います。さらに、同じ「肺がん」といっても、ある肺がんで異常を引き起こしている

タンパク質と、別の肺がんで異常を引き起こしているタンパク質は別だったりします。

　世の中には犯罪者がいっぱいいます。宝石泥棒はマスクにサングラスで変装してヘリコプターで移動しますが、振り込め詐欺犯はスーツや普段着で目立たないようにしながらスマホで悪事を行います。ひとことで「強盗」といっても、そこには包丁を持つ悪人も含まれるし、マシンガンをぶっ放す極悪人もいます。

　「がん」は、徒党を組んで破壊をし、アジトをつくる犯罪者の総称です。どんな規模でどのような犯罪をきたしているかは人それぞれまったく違うのだということを、しっかりと覚えてください。

がんと、腫瘍

　DNA にキズがたまることで異常なタンパク質がいっぱい作られると、がんが生まれます。異常なタンパク質の組み合わせは、がんごとにさまざまですが、ときにがんを定義する 4 つの異常がすべて揃わないパターンがあります。

　すなわち、
①分化異常 ＋ ②増殖異常 ＋ ③不死化
までを示しているのに、
④浸潤・転移
がない病気、というのがあるのです。

　これを良性腫瘍といいます。良性腫瘍は、浸み込まないし、転移もしません。ただ、きちんとはたらかない細胞が際限なく増え続けるだけです。ニートが集団化して町の一角を占拠するみたいなかんじ。
　逆に言いますと、良性腫瘍の性質(①、②、③)に、浸潤＋転移が加わったものを、悪性腫瘍と呼びます。「悪性腫瘍」は、「がん」とまったく同じです。
　悪性というのは「放っておくと死ぬ」という意味です。逆に言えば、良性腫瘍は「放っておいても死なない腫瘍」という意味。

良性腫瘍と悪性腫瘍（がん）の違い

　ある臓器があって、そこでは細胞が常に新陳代謝をしています。

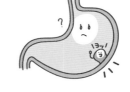

　あるとき、DNA にキズが蓄積して、「腫瘍」ができました。

　腫瘍細胞は異常なタンパク質をもっており、周囲の細胞たちとどこか似ていて、どこか違います。

　それが、際限なく増え続けます。

　寿命もありません。プログラム死しません。

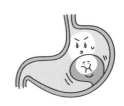

　するとこのように、どんどん大きくなっていきます。この腫瘍は「良性」であり、

- ●異常な分化
- ●異常な増殖
- ●死なない

の３つの性格をもちますが、

- ●浸み込み・転移

だけはしません。

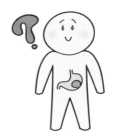

　ですから、そうとう大きくならないと自覚症状は出ませんし、臓器も壊れませんし、栄養を奪われる度合いも少ないです。

　これが良性腫瘍。

　子宮筋腫だとか、皮下の脂肪腫などはいずれも良性腫瘍です。

良性腫瘍が直接の原因となって命の危険が出ることはありません。ただし、モノが大きくなることでまわりの臓器が押され、特殊な症状をきたす（月経痛が強くなるなど）場合には、手術で腫瘍を取ってしまったほうがいい場合もあります。

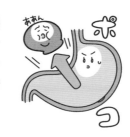

その場合、良性腫瘍は右のイラストのように、「ポコン」とくり抜いて取ってくることができます。

これに対して、悪性腫瘍、すなわち「がん」の場合はどうでしょう。

がんもまた、正常の臓器の中に出現します。
DNAにキズが蓄積することで
異常なタンパク質をいくつももつようになり、

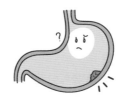

● 異常な分化
● 異常な増殖
● 死なない

を示します。そして、もう1つ、

● 浸み込み・転移する

という能力をもっています。

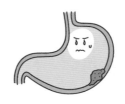

なんだか境界がぎざぎざしています。
もともとの臓器に浸み込もうとしています。
浸み込み、破壊し、周囲を引きつれさせ、
まわりにあった臓器にもどんどん浸み込んでいきます。

よくみると、浸潤の先進部でばらけて、
細かくゲリラ部隊のような小隊をばらまいています。

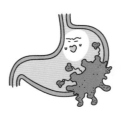

浸み込み、ばらけたがんは、
全身のあちこちに転移して
新しいアジトを作ります。
本来いるべきでない細胞がどんどん増え、
栄養を奪い、
人体は衰弱します。

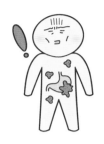

まだがんが転移していない段階では、
がんを手術で取ることで
死の危険をある程度回避することができます。

しかし、良性腫瘍とは異なり、
「浸み込み、食い込んでいる」
さらには
「どこにゲリラがいるかわからない」
ので、
その部分だけをくり抜いて取るというのは
おすすめできません。

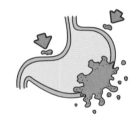

　ですから、がんの手術は良性腫瘍の手術と比
べるとかなり大がかりです。
　がんの部分だけではなく、周囲の臓器もごっ
そり取ってこないとなかなか治療効果が得られ
ません。

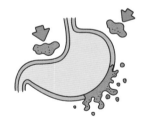

　とりあえずがんを一部取ればいいじゃん、という考えは危険です。
　取り残したがんが再発してくることは確実だからです。
　だって、ゲリラ部隊が生き残っていますからね。

がんの出やすい場所、出にくい場所

　がんの8～9割は、上皮細胞の中から生まれてきます。私たちが第5章でミクロの探検隊を結成したときに、皮膚からたどってずうっと歩いていた粘膜の部分。そこにはすべて上皮がありました。上皮は、私たちが歩いていたように、常に外界の物質と接してさまざまな仕事をしていますから、それだけ多くの刺激を受けます。細胞分裂も激しいです。

　ですから他の細胞に比べると DNA にキズが蓄積しやすいのです。

　上皮のあるところ(壁の表面)にはがんが出やすい。胃腸ならば粘膜の部分から一番がんが出る。逆に、体外からの刺激を受けにくい場所にはがんは出にくい。

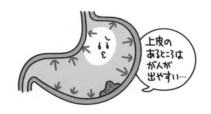

　上皮細胞の中から生まれてくるがんのことを、癌(癌腫)といいます。がんの中でも一番頻度が高いやつらを漢字で書く、という決まりです。

　……どうしてひらがなと漢字で言い換えようと思ったんでしょうね、昔の学者は。声に出したら一緒じゃないですか。何考えてたんだか。

　一方で、「上皮じゃない細胞の中から生まれてくるがん細胞」をなんと呼ぶかはしっかり覚えておきましょう。肉腫といいます。

　骨から出たがんは骨肉腫(ほねにくしゅ、じゃなくて、こつにくしゅ)。

脂肪から出たがんは脂肪肉腫。

平滑筋から出たがんは平滑筋肉腫。

血管から出たがんは血管肉腫。

リンパ球の性質をもつがんはリンパ球肉腫？　いえ、白血病といいます。なお、悪性リンパ腫という病気もリンパ球の性質をもつ肉腫です。

ほくろを作る母斑細胞の性質をもつがんはほくろ肉腫ではなく、悪性黒色腫といいます。

名前のつけ方に一貫性がないのは、それだけ歴史が長く、診断されて治療されてきた歴史があるから、なのですが……詳しく説明するのはやめておきます。

まとめますと、

ひらがなで「がん」と書いた場合には、発生部位やもとの細胞の種類を問わない。癌腫も肉腫も含まれる。

漢字で「癌」と書いたら、それは上皮細胞の中から出てきたがんのことを指す。

「国立がん研究センター」は、上皮細胞性の胃癌や大腸癌だけでなく、骨肉腫や脂肪肉腫などもすべて治療しますので、ひらがなで「がん」と書いているわけです。

がんになると、何が起こるか

　がん、特に癌（粘膜などから出てくる、上皮性の悪性腫瘍）をさらにもう少し解析しましょう。

　モデルとして、膵臓や乳腺のような「外分泌臓器」を考えます。

　膵臓や乳腺、肝臓、あるいは胃壁などでは、腺上皮細胞が寄り集まって「腺房」を作り、さまざまな分泌物を作っています。これらを膵管や乳管などの「ダクト」の中に放出して外分泌します。管の中は膵液や乳汁のような分泌物が常に流れており、刺激を受けますので、がんも出現する頻度が高くなります。

　まず、粘膜の上皮がいっぱいある部分にがんができます。

　このがん細胞は無秩序に増えます。

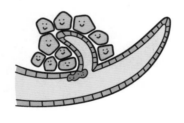

　もともと上皮細胞が並んでいた部分を、がんが置き換えて進んでいます。

　この段階ではまだ、体はさほど破壊されていないため、患者も医療者も、がんがあることになかなか気づけません（もし、この段階でがんを検出するような技術が開発されたら、治療もとても簡単なのですが……）。

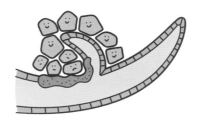

　がんが大きくなり、あるタイミングで「浸潤」をします。浸潤とは浸み込み。すなわち、「本来であれば上皮細胞がいるべきではない場所に入り込んでいくこと」を指します。

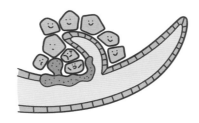

　浸潤した先で、がん細胞は、自分たちが勝手に生き延びるための微小環境形成(DR、線維形成反応)を行います。陣地を張って、アジトとするのです。

　このアジトは血流が周囲と違います。がんが生き延びるために、やたらめったら変な血管が作られています。

　さらに、がんが足場とする線維のために、硬く引きつれます。

　がん細胞が浸潤によって正常臓器を破壊するだけではなく、この線維による引きつれもまた、臓器にダメージを与えます。

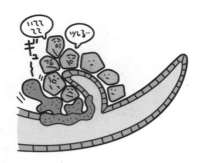

　癌腫のことを英語で cancer といいます。キャンサーという単語
は、注意深く探すと、ファッション雑誌などに出てきます。どこだ
かご存じですか？

　それは、星座占いのページです。「かに座」のところに cancer
と書かれています。かに座の人が癌になりやすいという意味ではあ
りません！　そうではなくて、cancer はもともと「かに」という
意味なのです。

　かには硬い甲羅を持っています。また、足が尖っていて、いかに
も周囲に突き刺さるような形状をしています。昔の人は、乳癌など
のがんをみて、その硬く引きつれる様子と、周囲に浸み込んでいく
様子から、かにを連想したのでしょう。

がんと言ってもいろいろだ

例えばですね。
こういうがんと、

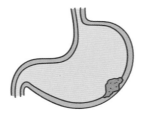

こういうがんでは、

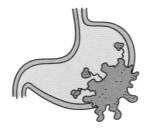

この先患者がどうなるかはまったく違います。

　後者がより広く、より深く、がんが浸み込んでいますから、症状が強く出るかもしれませんし、治療にも難渋するでしょう。あまり長くは生きられないかもしれません。

　しかし、前者であれば、がんはまだあまり広がっていませんから、がんの部分プラスアルファくらいの範囲を切り取ってしまえば、この先がんが再発するリスクをかなり低くできる可能性があります。

　また、先ほどご説明したように、同じがんといっても、もっている異常なタンパク質の種類はまるで違います。

がんというのは症例ごとにまるで別モノだ、と考えてください。

「がんと聞いただけで患者が絶望してしまう」という話があります。がんということは死ぬ病だ、と連想して、がっくりしてしまうのですね。けれども、そのがんがどんなタイプのタンパク質をもっていて、どういう挙動を示すやつで、今どれくらいの範囲に広がって陣地を張っているかをきちんと見きわめないと、その人がこの先どうなるかはまったくわかりませんし、治療も選べません。

がんを診断するときには、がん細胞がどういう性質をしているかを**病理組織診断**などの技術を用いて判定し、さらに、がんがどれほどの範囲に広がっているかを調べる**ステージング（病期決定）**と呼ばれる作業が必要となります。

組織診断のためには、患者のなかからがんの一部もしくは全部を取り出してから1〜2週間くらいの時間がかかります。また、ステージングのためには病理診断も含めた非常に多くの検査が必要です。CTやMRI、超音波、内視鏡などの画像検査や、血液生化学検査、患者自身の体力を調べる生理検査などを次々と行うため、やはり平均して2週間程度の時間が必要となります。

こうしてがんを診断し、治療をすすめるわけですが、**治療が始まってからもがんは何度も診断し直す必要があります**。治療という攻撃をがんに加えることで、がんが一瞬で全滅してくれるなら話は早いのですが、がんと人間との戦いはいつも「戦争」であるため、こちらの攻撃にがんがどれくらいやられたか、どれくらい反撃を試みようとしているかを何度も確認しなければいけないからです。

手術をしたら、それでがんがどれだけ取り切れたかを調べます。

抗がん剤や放射線治療を行ったときも、定期的にがんがどうなっているかを確認します。

がんは何度も何度も調査しなければなりません。情報をリアルタイムで更新しながら、常にがんがいやがる戦法を用意するのが鉄則です。

がんにかかわるスタッフたち

　がん医療には多くの専門的なスタッフが参加します。

　まず、がんをがんであると発見することに技術が必要ですね。**放射線技師**や**臨床検査技師**のように、マンモグラフィや超音波検査などでがんを早期に発見しようと日々がんばっている人々がいます。また、検診だけではなく、すでに見つかったがんが浸み込み転移するさまを詳しく画像でとらえる画像精密検査の場面でも活躍しています。

　がんにかかる人の数はきわめて多く、**日本人の２人に１人が一生のうちにがんを発症する**といわれています。その全員が、がんで亡くなるわけではありません。いわゆる「**がんサバイバー**」と呼ばれる人々の数も増え続けています。がんはかなり身近な疾患です。そのため、国民みんなでがんを早期に見つけたり、予防したりする仕事が絶対に必要です。各自治体にはがんの検診や補助に携わるさまざまな職種が備えられています。**保健師**などはその筆頭ですね。

　がんの診断や治療に最初にかかわるのはいわゆる**内科医**と呼ばれる医師が多いです。がんのステージングは主に内科医が行うことが一般的です。ステージ（がんがどれくらい広がっているか）を判断し、治療方法を選択します。

　この際、がんから組織の一部をとってきて、病理検査室に提出し、**病理診断医**や**細胞診検査技師**などによって、「がんがどのような装備をして、どのような武器を持っているか（どのようなタンパク質の異常を抱えているか）」を病理診断することが必要となります。

　治療方針が決まると、**外科医**によって手術が行われたり、**腫瘍内科医**によって化学療法が行われたり、**放射線治療医**によって放射線治療が行われたりと、専門的な医師が続々と登場します。

この間、がん患者は大変です。検査によってがんのステージング
をしなければならず、多くの場合は入院が必要です。それまでの生
活とはがらっと異なった毎日が始まります。慣れない日々の生活を
患者だけで維持するのはきわめて大変ですし、何らかの症状を伴っ
ている場合には症状への対処も含めたアセスメント、およびケアが
必要です。そこを担当するのが**看護師**です。

　病院を出てからの生活維持においてアドバイスをする**ソーシャル
ワーカー**や、栄養部門のサポートを行う**栄養士**、リハビリテーショ
ンを担当する**理学療法士**、**作業療法士**、**言語聴覚士**など、多くのス
タッフが患者の生命と日常を維持するために参加します。抗がん剤
など多くの薬を用いることが多いがん医療においては、**薬剤師**の役
割も重要で、患者ごとの細かい用量調整や副作用管理などに力を発
揮します。

　すべてのがんが生命に危険を及ぼすわけではありませんが、患者
にとってがんは死を連想させるものであり、かつ、実際に死を連れ
てくる可能性があります。**しかし、がんにかかったからといって、
残りの人生すべてを命のやりとりに使ってしまう必要はありません。**
がんを抱えていながらも、人間らしく暮らし続けることが何より重
要ですし、尊重されるべきです。そのため、がん患者に対しては、
そのがんが「命にかかわるほど進行しているかどうかにかかわら
ず」、早期から「生き方」や「死に方」を一緒に考えられるスタッ
フが寄り添うことがのぞましいと考えます。**ホスピス**や**緩和ケア**と
いう部門は、かつては「治療法がない人に鎮痛だけを施す部門」と
思われていましたが、今はがん患者のライフそのものをサポートす
る部門としてその存在感を高めています。

　ほか、**患者会**や**マギーズセンター**など、がん患者を医療の外から
サポートする団体なども忘れてはいけません。あと、各種の事務受
付のみなさん、いつもありがとうございます！

がんが起こしうる症状について

　がんといっても原発臓器(最初に発生した場所)や細胞の性状、ステージによってまるで別モノです。では、症状はどうか。

　共通点としては、がんがまだ原発部にとどまり、さほど周囲に浸潤していない段階では症状が出にくいということが挙げられます。そして、この「無症状の時間」は思いのほか長く続きます。

　例えば、膵臓のがんのなかで最も一般的な浸潤性膵管癌は、最初にがん細胞ができてから医療者たちが画像検査などで見つけるサイズまで大きくなるのに、一説によると10年以上かかるのではないか、と言われています。この間ずっと無症状です。

　がんがある程度大きくなり、人間の目にも見えるようなサイズとなって、DR(線維形成反応)によって硬さと引きつれを生じ始めると、周囲の構造を潰したり壊したりすることがあります。すると、画像検査で臓器内に何らかの変化がみられることがあります。しかし、この段階でも、症状をきたさないことも多いです。

　その後、**さらにがんが大きくなると症状が出ます。その出方はさまざまです。**消化管を閉塞すれば便秘や腹痛などの症状が強く出ることもありますし、膵管を閉塞すれば膵炎による腹痛が出ることがあります。神経叢にがんが浸潤することでがん性疼痛と呼ばれる強い痛みが出ることもあります。骨に転移して骨折をきたすこともあります。胆管を閉塞して黄疸が出ることもあります。

　がんが全身に転移すると、がんが栄養を奪うために独特のやせと衰弱が起こります(悪液質：カヘキシー)。また、血管新生や多量のサイトカイン放出の影響により、体内の凝固・線溶に異常が起こり、

DIC（播種性血管内凝固）などの致死的な状態をまねくこともあります。

　がんは体内の免疫と戦います。いくつかのメカニズムが組み合わさることで、がんを長期間有している患者は免疫機能が低下し、感染症などにかかりやすくなる場合があります。

　これらの多彩な症状に加えて、手術によって臓器を失うこと、抗がん剤や放射線治療の副作用などによっても、患者はまた別種の症状を訴えることがあります。

　がんと人体が戦っている間中、各種の症状を抱えたままでは、患者は大きな苦痛に苦しみます。ですから、それぞれの症状ごとに適切な対処をしなければいけません。

がんの診断や治療は
どのように決められているのか

　繰り返しますが、がんと戦うというのはまさに戦争です。毎回敵の軍隊は様変わりし、1つとして同じ戦法では戦いきれません。情報を正しくリアルタイムで集めなければ敵の攻撃は防ぎきれませんし、どのような方策ががんに最もダメージを与えるのかの判断は非常に難しいです。

　そのため、がんの診断や治療は、医療者個人の「直感」とか「センス」だけで行ってはいけません。幸い、人類には歴史があり、無数のがんと戦ってきた先人たちの経験がすでにあります。患者のがんと毎回新しい戦法を編み出しながら戦うのではなく、人類があちこちで経験してきた成果を集結させて戦うのがベストです。

　そう、**がんの診療においては「エビデンス（根拠）」が何より重要**です。エビデンスというのは、今まで多くの人たちが何万回も戦ってきた成果をきちんとまとめたものです。このがんが将来的にはどう動くと予想されるか、このがんにどういう治療を用いたら一番効くのか、などはすべてエビデンスによって判断されます。

　あるキノコを食べたらがんが治りました、という個人の経験があったとします。うわあ、なんてすばらしいんだ！　まわりにいた人たちは、その奇跡に群がります。キノコをいっぱい育てて、さまざまながん患者に与えます。ところが、がんといっても、持っている装備や武器はバラバラですし、ステージだって違います。どの装備、どのステージを示すがんにそのキノコが効くのかをきちんと調べないといけません。

　そして、一部の人々にはどうもキノコが効きそうだとわかったら、

そこから、統計学的な知識をもった人たちが、1,000 例とか2,000例といった症例を集めて、「本当にそのキノコの効果があったのかどうか」をきちんと検証します。「別にそこまでしなくていいじゃん、だって少なくとも一度はキノコが効いたんでしょ？」そんなことはわかりません。キノコを食べた最初の1人が、もしかしたらほかにもタケノコを食べていたかもしれません。じつはがんに効いたのはタケノコだったかもしれない。あるいは、キノコを食べてあまりのまずさに、口直しと称してアルフォートを食べていたかもしれません。トッポを食べていたかもしれません。ポッキーだったかも。どれががんに効いたかなんて、今となってはまったくわからないわけです。

　そんな、あやふやな情報を、これから将来、多くの患者さんに使っていいとは思えません。

　ですからエビデンスが必要なのです。首尾良くエビデンスが集まると、その治療は「効果あり！」と言われて、各種の「がん診療ガイドライン」に掲載され、世界中の人々が「そのキノコは効くんだな」と知り、使われ始めます。多くの人があちこちで使い始めると、それまで気づかれていなかった細かい副作用とか、じつはタケノコでも効くぞとか、いろいろなデータが増えていきます。こうしてエビデンスは時代とともにどんどん洗練されていくのです。

がんと DNA

　ここからは、ミクロの話を少し。

　がんの原因は **DNA の異常**です。DNA の異常とは、ATGC という 4 種類の塩基の配列がおかしくなること。例えば、ある 1 か所の A が G に変わったり、T が A に変わったりすると、それだけで遺伝子プログラムの意味が少し変わってしまいます。1 文字変われば、コドン（ATGC を 3 つずつ組み合わせた暗号でしたね）も変わりますからね(p.163)。コドンが変化してしまうと、リボソームで順番につなげられるアミノ酸の種類も変わってしまいます。このように、DNA の配列が変わることで、できあがるタンパク質の種類が変わります。

　つまり、より詳しく説明しますと、**がん細胞は「DNA に異常があるために、異常なタンパク質をもっている細胞」**です。

　ATGC ＝塩基の配列が変わってしまうことを、変異といいます。変異は、人体が受けているさまざまな刺激によって引き起こされます。タバコに代表される発がん物質は、まさにこの「DNA にキズをつけて変異を起こさせる物質」の代表です。

　直接 DNA にキズをつけるやり方以外にも、ATGC の配列が変わってしまうことはあります。例えば、細胞が分裂するときには DNA がコピーされますが、このとき、**コピーのエラー（複製エラー）**が起こることがあります。やはり、ATGC の配列が変わってしまいます。

　変異はとてもありふれた現象です。今こうして元気に暮らしている私たちの、全身あちこちの細胞で、常に DNA の変異が起こって

いるといわれています。ただし、細胞は**変異を修復する技術**をもっていますので、そう簡単には変異が定着しません。私たちはこの技術によって、がんを発症することなく、ホメオスタっています。

　ただし、「変異を修復する技術」は万全ではありません。まれに失敗してしまうことがあります。非常に低確率で失敗するため、普段はそこまで気にしなくてもいいのですが、なにせ、体の中には細胞が37兆個もあります。なかでも上皮細胞は、体の境界部分でさまざまな刺激を受け続けているため、頻繁に新陳代謝をし、細胞分裂を繰り返しています。たとえ修復に失敗する確率はまれであっても、**キズを受ける回数が多く、細胞分裂の回数が多いと、時折、修復しきれないことがあります。**

　DNAのキズを修復できるかどうかは、「めったに失敗しないギャンブル」みたいなものです。サイコロに例えてみましょう。なお、このサイコロは6面ではありません。10万個くらい面があるサイコロです。それほとんど球じゃねぇか、とお怒りかもしれませんが、あくまで思考実験です。これを、細胞分裂のたびに毎回振っていきます。

　9万9,999個の面には、「コピー成功！」と書かれています。たった1面だけ、「コピー失敗、変異獲得……↓」と書いてあります。めったに出ません。どう考えても普通はこのギャンブル、勝てます。けれども、無数の上皮細胞が毎日毎日分裂を繰り返しながらサイコロを振っていると、こんなに都合がよいサイコロであっても、ときどき「はずれ」を出してしまいます。

　はずれが出ると、ATGCの配列エラーをどこかに抱えることになります。でも、配列エラーが1個あったくらいでは、がんにはなりません。変異が100個も200個も蓄積して、あちこちのタンパク質が複合的に異常を起こして、はじめてがんが発症するとされています。なおさら低確率ですよね。

変異というのはプログラムのどこに起こるかわかりません。すべての変異が発がんにかかわるわけでもないのです。一説によれば、体細胞に蓄積する変異のうち、発がんにかかわるものは5〜10%しかないのではないか、ともいわれています。

　多くの変異が細胞内に蓄積するには、それだけ長い時間が必要となります。1つの細胞が何度も分裂して、そのたびにエラーが起こっていないかどうかチェックして、まれにエラーが起こり、それが気の遠くなるほど繰り返されて、エラーが蓄積して……。

　最終的に変異がたまった細胞が生まれるころには、人間はそこそこ年をとっています。ですから、**がんは基本的に高齢者の病気**です。もちろん、運悪くはずればかりを引いてしまえば若い人でも発症する可能性があります。また、たまたま引いたはずれが「決定的なエラー」で、少ない変異であってもがんになる運の悪い場所だったとすると、比較的若い人でもがんを発症する場合があります。

DNA のキズは遺伝するの?

ここまで読んだ方のなかには、下のような疑問をもつ人もいるでしょう。

「DNA のキズは、遺伝しないの?」

大変いい質問です。例えば、ぼくの親が体の中で DNA にキズをためたあとに、キズをぼくに受け継いだとしたら、ぼくの細胞は最初から設計図がキズだらけ、ということになります。もしそうなら、ぼくはがんになりやすい、ということになってしまいますが……?

一例を挙げましょう。膵臓の中には膵管が通っていて、中を膵液が流れます。膵液は強力な消化液です。ファーター乳頭から分泌されて、十二指腸内で栄養吸収の手伝いをします。ところが、膵液はかなり強力なので、膵管の中を覆っている膵管上皮を傷つけてしまうことがあります。

膵管上皮は頻繁に生まれ変わるのですが、DNA にキズがついたり、細胞分裂時に複製エラーが起こったりして、だんだん膵管の細胞に変異が蓄積していきます。その結果、膵癌を発症することがあります。

で、この、膵管上皮に生じた DNA のキズ……。

同じキズが、精子や卵子のもつ DNA にはつきません。だって場所が違いますから。関係ありませんよね。

となると、膵管上皮の DNA のキズは、受精卵には何の影響も及ぼさないということになります。

つまり、**生まれたあとでついた DNA のキズ(体細胞の遺伝子変**

異）は、子どもには遺伝しません。

　精子や卵子のもつ DNA に直接キズがつけば話は別ですが、生殖細胞は体外の刺激が伝わりづらい場所にいますので、そもそもキズがつきにくいです。細胞分裂の回数を控えてじっとしているため複製エラーも起こりづらいです。何より、DNA に変異が生じた生殖細胞は、受精する能力が低かったり、受精しても流産してしまったりすることが多いと考えられています。**人間は、DNA のキズを次の世代にあまり伝えないようなしくみをもっている**のです。

　「DNA のキズは、遺伝しないの？」

　という質問には、**「生まれてから全身の細胞についたキズは遺伝しないよ」**とお答えできます。

がんは遺伝するの?

　生殖細胞の DNA にキズがついたまま子どもに受け継がれること
は絶対にないのか、がんのなりやすさは絶対に遺伝しないのか、と
いうと、そんなことはありません。

　例えば、海外である芸能人が予防的に乳腺の切除をしたことで一
躍有名となった *BRCA1* 遺伝子の変異は、親から子へと受け継がれ、
子どもに高確率に乳がんや卵巣がんを引き起こします。いわゆる
「遺伝するタイプのがん」です。

　パターンは限られていますが、一部のがんはあきらかに遺伝しま
す。

　DNA の変異は受け継がれにくい、とはいっても、限られた状況
下では子どもに伝わってしまうのです。

　しかし、遺伝するタイプのがんは、ある程度見きわめることがで
きます。

　家族歴を見れば、それがわかります。

　生殖細胞が受け継いだ遺伝子変異によってがんが起こる場合には、
家系図を書いてみると、ある特定のがんにかかった人が非常に多い
ことが普通です。遺伝形式によってわかりづらいこともなくはない
のですが、たいていは「あっ!」とわかります。DNA のキズを子
どもが受け取ると、最初から、変異が多いわけですから、普通より
も少ない変異の蓄積でがんを発症しますので、**発症年齢が若くなる
傾向**もみられます。

ちょっとがんにかかりやすい家系、ってのはあるの?

それほどはっきりしたがん家系ではなくとも、「なんとなく自分の家系はがんが多いなあ」と考えたくなってしまうことがあります。

あまりきちんと遺伝しているようにはみえないけれど……。

おじさんとか……ひいおばあさんとかが……ぽつぽつとがんだなあ。

そういうの、気になりますよね。

ここで私は、はっきりと申し上げなければいけません。「がんの原因を遺伝だと決定できるケースは非常に少ない」ということを。

がんに限りません。

世の中の多くの人が「遺伝する」と考えている病気のほとんどは、実際には遺伝以外の理由も含めて、さまざまな理由が複合して発症しています。

がんはDNAのキズによって引き起こされる病気ですが、DNAのキズ自体はめったなことでは遺伝しません。すなわち、「遺伝子異常」の病気ではあるが、「直接遺伝はしづらい」んです。言葉が似ていてまぎらわしいですけれど。ただし、DNAにキズがつきやすいという性質や、キズのついたDNAがmRNAに翻訳されやすいという性質は遺伝するといわれています。詳しくは書きませんがこれらはエピジェネティクスという概念で説明されます。家系図を見ていると、時折ぼうっと「がん家系っぽいな……」という傾向がみえてくる理由も、そのへんにあるかもしれません。

多くのがんの場合は、遺伝による先天的な要因よりも、後天的な要因のほうが重要です（多くのがんを解析すると、DNAのキズは生まれた後でついたものが圧倒的に多いことがわかっているからです）。喫煙を代表とする継続的な環境因子への曝露はその代表です。食生活や運動もがんのなりやすさ、なりにくさを多少は決定しているようです。そして、何より、

**　運がとても大事です。**

　がんって、原因を1つに決められるほど単純じゃないんですよ。関与する異常タンパク質とか、異常DNA、異常エピジェネティクスの数が多すぎる。
　第8章で、「がんは群像劇だ」といいました。
　群像劇というと私は「大河ドラマ」を思い出します。
　例えば、西郷隆盛や坂本竜馬が死んでいなかったら日本はどうなったろう、とか、織田信長が本能寺で明智光秀に討たれていなかったら日本はどうなっていたかなあ、とか、ifを考えるのはとても楽しいですけれども。
　歴史ってそれほど単純じゃないですよね。
　例えば、明智光秀がいなかったら、織田信長が長生きして日本を統一したかもしれませんが、だからといって江戸時代の終わりころに黒船がやってこなかった、とはあまり思えません。
　歴史は、いろんな人たちが好き勝手に動いた結果、全体が予想できない方向に向かっていくものです。明智光秀ひとりで歴史がつくられたわけではないのです。
　これと同じことが、生命科学においてもいえます。科学用語では、複雑系といいます。複雑系というのは、あまりに多くの要素によって物事が決まるために、一部分を抜き出しただけでは全体が予測できないものをいいます。
　世論とか。
　経済とか。

人体も。

　宇宙なんかも。全部複雑系だといわれています。

　そんな人体の中で戦争を起こしているがん。**がんもまた複雑系の産物です。登場するタンパク質は多く、原因も多岐にわたります。「遺伝ですべて説明できるはず」、なんてことはありえません。**

　結局のところ、がんは遺伝しやすい病気なの？　遺伝しないの？という質問への答えは、

　「がんの『なりやすさ』は、多少遺伝する。でも、がんの発症にはさまざまな要因が絡んでいるから、ときに遺伝する傾向がある、としか言えない」

　傾向という言葉、なんだかぼんやりしていて嫌われやすいのですが、がんを扱うときには避けては通れません。

がんと病理医のかかわりは?

　本項は、おまけです。病理学の教科書だからといって、病理医の
ことをあえて書く必要はありません。

　けれども、この本を手に取ってくださった方のなかには、病理医
がどういう仕事をしているのか、がんなどの病気とどのようにかか
わっているのかに、ちょっとだけ興味がある方もいらっしゃるかも
しれません。

　そこで、最後に、ちょっとだけ病理医のことを書いておきます。

　病理医は、医師の免許を持っていますが、患者と直接会うことは
まずありません。常に患者の周囲でケアにあたっている看護師さん
たちをはじめとする医療者の多くにもめったに会いません。知名度
が低く、病院の中で何をしているかあまり知られていない存在です。

　そんな病理医の仕事は、簡単にいうと、「**細胞を直接みて、病気
の性状を暴くこと**」です。

　がんだけを診断しているわけではありません。けれども、がんの
診断と治療においては病理医の果たす役割がかなり多いため、医者
からは「主にがんのときに世話になる部門」として認知されていま
す。

　ここまで書いてきたように、がんという病気は、非常に多彩な側
面をもち、多くのスタッフがかかわる必要があり、まるで戦争のよ
うに長期間にわたって消耗戦を展開しなければ倒せないやっかいな
病気です。人間ががんとの戦いに勝つには、いろいろな情報を集め
なければいけません。どこにがん細胞が陣地を張っているか。どん
な武器を持っているか。

　そんな複雑ながんですが、「異常なタンパク質をもつ、異常な細

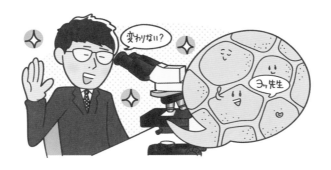

胞が増える病気」という非常にシンプルな一面をもっています。つまり、がんの本質はがん細胞のもつタンパク質や、セントラルドグマを担う核とその周囲にあるわけです。これを私たち人類は利用します。がん細胞の性質を見抜くときに一番いい方法を編み出したのです。それが、

　がん細胞の核を直接顕微鏡で見る
　がん細胞の細胞質（装備や武器）もついでに見る

ということです。

　病理医は、がん細胞を顕微鏡で見ます。H&E 染色という手法で、染色体が入っている核を見やすいように染めて（染色体という名前の由来も似たようなところにあります）、核の形や色調などを細かく観察します。さらに、がん細胞のもっているタンパク質がどんなものであるかを見ます。H&E 染色のほか、免疫染色という手法を加えることもあります。ときには遺伝子や染色体の検査なども駆使します。

　病理医は、がんと人間が戦っている戦場の上空をドローンで飛び回りながら、どこにどれだけがん細胞が陣地を張っているか、どこにゲリラ部隊がコソコソ隠れているかを探す役割も果たします。手術で採ってきた臓器を目で見て、適切な部位をプレパラートにして、がんがどれほど広がっているか、どこまで深く潜り込んでいるかを

マッピングし、ステージングの代表である TNM/UICC 分類を行います。臨床医たちは、病理医が診断したステージをもとに、今後がんとどのように戦っていくかの戦法を練ります。

　病理医が病理診断をする際には、顕微鏡の見方や戦場の観察方法だけを知っていればいいわけではありません。戦争に参加しているのはがんだけではなく、人体の免疫、さらには人体と一緒に戦うさまざまな医療者たちがいるということを忘れないように心がけています。がんに対抗する勢力がどのように陣を張って、どこを攻撃しているのかを学んで、戦場を俯瞰する能力をより高めます。

　戦場はすなわち人体という名の都市です。都市のことも細かく把握していたほうがよいでしょう。都市の壁や循環システム、働く人々の性質などを知ることも重要です。

　このため、病理医は、がんだけでなく人体のさまざまな生理・病理に興味があります。病理学の教科書には、がん以外の項目もいっぱい書いてあります。その内容を、私なりに並べ替えながら書いたのが本書です。

　この本には、がん患者とどのようにかかわるか、どう話すかなどのヒントは書かれていません。

　がんという病気との戦いは総力戦であり、情報戦であり、長期戦だということを病理学をひもときながら、繰り返し書いてきました。最後につけ加えるならば、**がんとの戦いにおいてはある種の「人間力」と「社会的な支援体制」とが必要**となります。がんと聞いた患者が何を思い、どう暮らすかについて、医療者は考えて寄り添わなければいけません。**病理学だけではがんは倒せないのです。**この最強の敵と戦うためには、心理的な、社会的なサポートが欠かせません。

　病理学が手助けできるのは、がんの医学に関する部分だけです。がん患者を心で支えるためのヒントや、社会がどうあるべきかについての答えは用意できません。

しかし、病理学を通じてがんや疾病、さらには人体の姿を知っておくことは、この先みなさんががんを含めたあらゆる病気と戦っていくうえで、きっと役に立つ武器になるはずです。がん細胞が無数の異常タンパク質を使って私たちに戦いを挑むならば、私たちは無数の知恵を準備する必要があります。**病理学はみなさんの DNA となって、みなさんに戦うための武器を与える存在です**。みなさんは、武器を手に、人としての優しい心を併せもつことで、がんを迎え撃つことができるはずなのです。

おわりに

　この本があなたのお手元に届くまでに起こった、ちょっと数奇な
物語について書きます。

　私が原稿を書き終えた日付は、2018年の10月です。つまり、
原稿が揃ってから本が完成するまでに3年経っています。でも、3
年間、原稿をただ眠らせていたわけではありません。長い時間を経
たことにはちゃんと理由がありました。

　本書のまとっている圧倒的な闘気を練り上げた担当編集の吉本さ
んは、書き下ろしの本を作るつもりで私が提出した原稿を見てから
しばらく考えて、「これは連載にしましょう」と言いました。少し
驚きました。経験したことのないパターンです。例えば、マンガで
雑誌連載が先、コミックスが後になるのは、原稿を作った先からど
んどん紙面に載せていくからです。でも、今回はすでに、全部の原
稿が揃っているんですよ？　あえて分割して雑誌に載せるのはなぜ
だろうと思っていたら、あれよあれよという間に、医学界で有名な
雑誌『エキスパートナース』の誌面での連載がはじまりました。こ
こから、吉本さんの狙いが少しずつ明らかになります。

　くまちゃん(あだ名)のイラスト、どうでしたか、すごかったでし
ょう。リボソームの営業電話番号が「ハローイイヤク＝ハロー良い
(翻)訳」であったり、膵臓の外分泌と内分泌とがダクトや血管込み
で描き分けられていたり、心不全における渋滞がきわめてわかりや
すいイラストになっていたりと、元ネタ＝人体の精巧さをきちんと
解釈したうえでの遊び心が満載で、私と吉本さんは本当に感動しま
した。コドンのくだりでメガネ男が意味深な超ネクタイをつけてい
たのも最高でしたね。毎月の連載に合わせて、くまちゃん(あだ名)
が1年近くにわたって用意してくださったイラストの底力です。

私の主観ではありますが、一般的な医学教科書・入門書に比べて、この本のイラストは密度と情報量が圧倒的に多いと思います。下弦と上弦くらいの差があるのではないでしょうか。

　イラストやデザインがすばらしいだけではありません。
　私が一度書き上げた原稿を、連載時に分割することで、私は各項目を「それぞれ単独で読んでもおもしろい読み物になっているかどうか」という目で見直すことができました。すると、自分のなかでなんとなく流していた表現のあいまいさや、そこに書いていない知識がないとわかりづらい部分などがいくつか見つかりました。いったん完成したブロックおもちゃを数個に解体して、それぞれのメンテナンスを終えてまた組み上げる作業を、半年以上かけてじっくり行うことができたのです。これでクオリティが上がらないわけがありません。

　イラストにしても、デザインにしても、文章のブラッシュアップにしても、本がいったん連載の形式を経由することにより、最初に書いた原稿に、翻訳後修飾ならぬ「執筆後修飾」を何度も加えることができました。その効果は絶大だったと思います。
　今、思わず「翻訳後修飾」という言葉を使ってしまいましたが、本書をすでに読まれた方であればピンとくるのではないでしょうか。原稿を最後に見直して手入れを行っていた私も、そうか、本作りはどこか人体の精巧なカラクリに学ぶところがあるな、と少し大げさなことを考えています。
　「いったん作ったものをそのまますぐに出さないで、きちんと手を加えてから出す」というのは、セントラルドグマの後半に現れる翻訳後修飾においても、ヘモグロビン(鉄)の代謝においても、尿の生成においても見られる、人体の精巧なカラクリに通じるなあと思ったのです。長い進化の過程で、生命がたどり着いたのが、「作ってからさらに手入れをして仕上げる」という流れです。これが一番、安定していいものが作れるしくみなのでしょうね。おもしろいなあ。

とはいえ、一度作ったものに手入れをするのは難しいことです。合体フィブリンロボは、スクラップ・ビルドをバランスよくこなしているうちはいい仕事をしますが、ひとたび「作りすぎ」てしまえば血栓になりますし、逆に「壊しすぎ」だと出血傾向をまねいてしまいます。手入れしまくれば良い物ができるとは限らないのです。そういえば世の中には、「自分にとってはこれが最高なのだ」と、せっかく打ち直してもらった日輪刀を石でギザギザにしてしまう猪もいましたね。

　この本における3年にわたる手入れも、制作者側の満足だけを追い求める「独りよがり」な本にならないよう、密かに気を遣ってきました。「例え話」を多用するスタイルでいくのはいいとして、本来の人体の美しさ・すばらしさを伝えるという本来の目的を見失わないよう、比喩を乱用しすぎないように、あるいは「内輪ネタ」ともとられかねないマニアックな例を出しすぎないように、バランスを考え続けながら、私は何度も原稿を読みました。

　そう、私は何度も何度も読んだのです。一度完成した原稿が、『エキスパートナース』に毎月掲載されることで、私は真の意味で「作者から読者側に移って」、イラストやデザインを装備した自分の文章を他者の目線で読むことができました。このことが、最終的に、「病理学を楽しんでもらう本とは、文章とは、フレーズとはどんなものか」を考え続けるうえで役に立ったと思っています。

　1冊の本を仕上げることは作者にとってとてもいい経験になりますが、私は一度完成させた原稿を何度も何度も「あらためて完成」させ、そのたびに成長して、得た内容をすべてこの本の中に注ぎ込みました。こうして3年間「修業」した原稿は、病理学の入り口を支える本として自信たっぷりに皆様の元にお届けできる、すばらしい本に成長しました。

　しかし、ここだけの話ですが、1つだけ懸念もあったのです。それは、「3年待っているうちに、この本の内容が古びないだろうか?」という心配でした。

でもそれは杞憂でした。そもそも 150 年の歴史をもつ病理学が、たかだか令和の 3 年間で今さら「古くなる」わけもなかったのです。医学の根底を支える病理学というのは、いつ、誰が読んでも、知識の土台の部分を支えてくれるすばらしい学問です。もっとも、「古めかしいもの」ばかり書いたわけではありません。がん微小環境や DR（線維形成反応）、エピジェネティクスの話などは、この 10 年で急速に進歩した最新の病理学です。書けてよかったと思います。

　強いて言えば、この 3 年間では制作陣が変化しました。私は少しずつ白髪が増えてきて、Zoom 会議だとぎりぎりごまかせるのですが、感染症禍が収まって人に会うのが怖くて、もし世の中が元に戻っても、永遠に Zoom の世界に引きこもっていようかと画策中です。
　それと、この 3 年間で一番変わったことと言えばそれはおそらく吉本さんで、鬼滅の刃にドはまりしてしまい無限列車から戻ってこられなくなりました。ゲラに「心を燃やせ」などの激励が書かれていることはもちろん、仕事で送られてくる封筒のマステやメモ用紙、付箋などありとあらゆるものが鬼滅グッズで埋め尽くされており、仕事とは関係のない鬼滅絵はがきなども封入されていたので、私は覚悟を決めて、ここに「吉本さんが 3 年間戦い続けた証」として、鬼滅ネタを仕込むことに決めました。
　「おわりに」を半分私信のようにしてしまったまま本書を世に出し、生殺与奪の権を読者に握らせるなと怒られるかもしれませんが、私は長男なので耐えられます。

　2021 年 9 月

病柱

市原　真

索引

市原 真 (いちはら・しん)

札幌厚生病院病理診断科 主任部長

2003年北海道大学医学部卒業。国立がん研究センター中央病院研修後、
札幌厚生病院病理診断科。博士（医学）。病理専門医、臨床検査管理医、
細胞診専門医、日本病理学会学術評議員・社会への情報発信委員会委員、
日本デジタルパソロジー研究会広報委員長。著書に『症状を知り、病気
を探る』（照林社）、『いち病理医のリアル』（丸善出版）、『どこからが病気
なの？』（筑摩書房）、『ヤンデル先生のようこそ！病理医の日常へ』（清流
出版）、『Dr. ヤンデルの病理トレイル』（金芳堂）など。

はじめまして病理学

2021年12月5日　第1版第1刷発行	著　者	市原　真
	発行者	有賀　洋文
	発行所	株式会社 照林社
		〒112-0002
		東京都文京区小石川2丁目3-23
		電　話　03-3815-4921（編集）
		03-5689-7377（営業）
		http://www.shorinsha.co.jp/
	印刷所	共同印刷株式会社